Johann Federhofer

Untersuchung der Expression und Regulation von Inflammasomkomponenten

Johann Federhofer

Untersuchung der Expression und Regulation von Inflammasomkomponenten

Eine Untersuchung an primären intestinalen Epithelzellen, Zelllinien, sowie bei Patienten mit Morbus Crohn und Colitis ulcerosa

Südwestdeutscher Verlag für Hochschulschriften

Imprint
Any brand names and product names mentioned in this book are subject to trademark, brand or patent protection and are trademarks or registered trademarks of their respective holders. The use of brand names, product names, common names, trade names, product descriptions etc. even without a particular marking in this work is in no way to be construed to mean that such names may be regarded as unrestricted in respect of trademark and brand protection legislation and could thus be used by anyone.

Publisher:
Südwestdeutscher Verlag für Hochschulschriften
is a trademark of
Dodo Books Indian Ocean Ltd., member of the OmniScriptum S.R.L Publishing group
str. A.Russo 15, of. 61, Chisinau-2068, Republic of Moldova Europe
Printed at: see last page
ISBN: 978-3-8381-2343-1

Zugl. / Approved by: Regensburg, Universität, medizinische Fakultät, Diss., 2010

Copyright © Johann Federhofer
Copyright © 2011 Dodo Books Indian Ocean Ltd., member of the OmniScriptum S.R.L Publishing group

Inhaltsverzeichnis

Inhaltsverzeichnis 1
Abbildungsverzeichnis 3
Tabellenverzeichnis 4
1   Einleitung 5
    1.1   Gastrointestinaltrakt 5
    1.2   Aufbau der Darmwand 7
        1.2.1   Dünndarm 9
        1.2.2   Dickdarm 9
    1.3   Chronisch entzündliche Darmerkrankungen 10
        1.3.1   Colitis ulcerosa 10
        1.3.2   Morbus Crohn 11
        1.3.3   Genetik und Pathophysiologie chronisch entzündlicher Darmerkrankungen 12
        1.3.4   Angeborene Immunität des Darms 14
    1.4   Aktivierung des Inflammasoms 18
2   Arbeitsziele 20
3   Material 22
    3.1   Zellkultur 22
    3.2   Epithelzellisolation 22
    3.3   Zellkulturstimulation 23
    3.4   RNA-Isolation 23
    3.5   RNA-Konzentrationsbestimmung 23
    3.6   RT-PCR 23
    3.7   Qualitative PCR 23
    3.8   Gelelektrophorese 25
    3.9   Quantitative PCR (Taqman® PCR) 25
4   Methoden 27
    4.1   Zellkultur 27

4.1.1	Epithelzelllinien	27
4.1.2	Isolation primärer humaner intestinaler Epithelzellen	30
4.1.3	Stimulation primärer humaner intestinaler Epithelzellen	30
4.1.4	Zellkulturstimulation	31
4.2	Nukleinsäuretechniken	33
4.2.1	Gesamt-RNA-Isolation	33
4.2.2	RNA-Konzentrationsbestimmung	33
4.2.3	RT-PCR	34
4.2.4	Polymerse Kettenreaktion (PCR)	34
4.2.5	Gelelektrophorese	36
4.2.6	Quantitative PCR (Taqman® PCR)	37
5	**Ergebnisse**	**40**
5.1	Qualitative NALP-Expressionsuntersuchung in HT29- und CaCo2-Zellen	40
5.2	Quantitative NALP-Expressionsuntersuchung	43
5.2.1	Primervalidierung	43
5.2.2	NALP-Expression in HT29-, CaCo2-, T84-, SW480- und primären IEZ	44
5.3	Stimulationsversuche	50
5.3.1	Stimulation primärer intestinaler Epithelzellen	50
5.3.2	Stimulation von HT29-Zellen	56
5.3.3	Stimulation von HT29-Zellen mit IFNγ Vorstimulation	58
5.4	Expressionsuntersuchung von NALP2 und 3 bei MC und UC Patienten	68
6	**Diskussion**	**71**
6.1	NALP-Expression in verschiedenen Zellen	71
6.1.1	Zelllinien	72
6.1.2	Primäre intestinale Epithelzellen	74
6.2	Stimulationsversuche	76
6.2.1	Stimulation primärer intestinaler Epithelzellen	77
6.2.2	Stimulation von HT29-Zellen	78
6.2.3	Stimulation von HT29-Zellen mit IFNγ Vorstimulation	79
6.3	Expressionsuntersuchung von NALP2, 3 bei MC und UC Patienten	80
7	**Zusammenfassung**	**82**
8	**Literaturverzeichnis**	**84**

Abbildungsverzeichnis

1.1	Schichtenbau der verschiedenen Abschnitte des Gastrointestinaltrakts	7
1.2	Lokalisation der Schleimhautläsionen bei UC und MC	11
1.3	NALP1 und NALP2/3 Inflammasom	15
1.4	CATERPILLER Proteinfamilie mit ihren 4 Untergruppen	16
1.5	Schematischer Weg der NALP3 Inflammasomaktivierung	18
4.1	HT29-Zellen	28
4.2	CaCo2-Zellen	28
4.3	T84-Zellen	29
4.4	SW480-Zellen	29
4.5	Schrittweiser Ablauf einer PCR	35
4.6	Schematische Darstellung des Prinzips der quantitativen PCR	38
5.1a)-c)	Agarosegelelektrophorese: NALP PCR Produkte der HT29 Zelllinie	41
5.2a)-c)	Agarosegelelektrophorese: NALP PCR Produkte der CaCo2 Zelllinie	42
5.3	Primervalidierung NALP2	43
5.4	Primervalidierung NALP3	44
5.5	Tabellarische und graphische Darstellung der NALP-Expression von CaCo2-, HT29-, SW480- und T84-Zellen	45
5.6	Tabellarische und graphische Darstellung der NALP-Expression von primären IEZ	47
5.7	Vergleichende Darstellung der NALP-Expressionsmittelwerte von Kolonozyten ähnlichen Zelllinien und primären IEZ	49
5.8a)-j)	Box Plot Darstellung der NALP mRNA-Expression primärer IEZ nach Stimulation	55
5.9a)-b)	Box Plot Darstellung der NALP mRNA-Expression der HT29-Zellen nach Stimulation	57
5.10a)-k)	Stimulation der HT29-Zellen mit Pam3Cys nach Vorstimulation mit INFγ: Box Plot Darstellung der NALP mRNA-Expression	63
5.11a)-k)	Stimulation der HT29-Zellen mit MDP nach Vorstimulation mit INFγ: Box Plot Darstellung der NALP mRNA-Expression	67
5.12	Box Plot Darstellung der NALP2-Expression bei UC und MC Patienten	69
5.13	Box Plot Darstellung der NALP3-Expression bei UC und MC Patienten	69

Tabellenverzeichnis

1.1	Kopplungsregionen der CED	13
1.2	Genorte der CATERPILLER Proteine und Gewebe mit nachweislicher Expression	17
4.1	Auflistung der verschiedenen Konzentrationen der eingesetzten Stimulantien zur Inkubation primärer IEZ	31
4.2	Auflistung der verschiedenen Konzentrationen der eingesetzten Stimulantien zur Zellkulturstimulation ohne INFγ Vorstimulation	31
4.3	Auflistung der verschiedenen Konzentrationen der eingesetzten Stimulantien zur Zellkulturstimulation mit INFγ Vorstimulation	32
4.4	Wellbefüllung für die RNA-Konzentrationsbestimmung	34
4.5	Ansatz für Reverse Transkription	34
4.6	PCR PräMix Herstellung	36
4.7	Amplifikationsbedingungen der Thermocycler PCR	36
4.8	Herstellung eines 1-fach PCR Ansatzes	37
4.9	Amplifikationsbedingungen der PCR	38
5.1	Übersicht über die zur NALP-Expressionsuntersuchung verwendeten Resektate nicht entzündlicher primärer Darmepithelzellen	46
5.2	Übersicht der zur Stimulation primärer IEZ verwendeten Resektate	50

1 Einleitung

„Notae vero inflammationis sunt quattuor: rubor et tumor cum calore et dolore", schrieb Aulus Cornelius Celsus, ein Enzyklopädist und einer der wichtigsten römischen Medizinschriftsteller seiner Zeit, in seinem Werk "De Medicina". Mit diesem Werk schuf Celsus die bedeutendste lateinischsprachige Quelle zur antiken Medizin und war gleichzeitig der Erste, der die Zeichen einer Entzündung beschrieb[1]. Später wurden diese vier Kardinalsymptome vom griechischen Arzt und Anatom Galenos von Pergamon um das Fünfte, die „functio laesa" ergänzt. Heute werden diese Symptome einer Entzündung mit gesteigertem Blutfluß, erhöhtem Zellstoffwechsel, Vasodilatation mit Permeabilitätssteigerung und Mediatorfreisetzung erklärt.

Im menschlichen Darm, der mit einer Schleimhautoberfläche von ca. 300 m^2 die größte Kontaktfläche des Menschen zu seiner Umwelt darstellt, stehen die Abwehraufgabe und Entzündungsreaktion – neben der Erfüllung vielfältiger Stoffwechselfunktionen – an vorderster Stelle. Zur Abwehr der im Gastrointestinaltrakt ständig vorhandenen pathogenen Keime, Nahrungsantigene und Mikroorganismen ist ein ausgeklügeltes System nötig, das genauestens reguliert wird und mit dem Immunsystem im übrigen Körper in Kontakt steht.

Neben zellulären Komponenten sind an diesem intestinalen Immunsystem auch Mediatoren beteiligt. Dabei besteht ein Gleichgewicht in der Ausschüttung von pro-entzündlichen (TNF-α und den Interleukinen IL-1β, IL-6, IL-8 und IL-12))[2,3] und anti-entzündlichen (IL-4, IL-10, IL-11, IL-13 und TGFβ) [4,5] Faktoren. An der Regulation des komplexen Abwehrprozesses und der Aufrechterhaltung der beschriebenen Balance ist ein Multiproteinkomplex, das sog. Inflammasom, beteiligt.

Die vorliegende Arbeit aus dem Bereich der Inneren Medizin (Gastroenterologie) soll Komponenten dieses Immunkomplexes in Zelllinien und primären intestinalen Epithelzellen sowie bei Patienten mit Morbus Crohn und Colitis ulcerosa nachweisen und deren Expression untersuchen.

1.1 Gastrointestinaltrakt

Der Gastrointestinaltrakt umfasst ein zusammenhängendes System von Organen, dessen Hauptaufgabe es ist, Nährstoffe aufzunehmen, zu verdauen, den unverdauten Rest zu transportieren und

Einleitung

schließlich auszuscheiden. Der Magen-Darm-Trakt besteht – von oral nach anal – aus dem Oropharynx, dem Ösophagus, dem Magen, dem Dünn- und dem Dickdarm, der schließlich im Rektum endet. Die für die chemische Aufschlüsselung der Nahrungsbestandteile nötigen Sekrete werden von den Mundspeicheldrüsen, der Leber, und dem Pankreas bereitgestellt. Diese sezernierenden Organe müssen somit auch zu den Verdauungsorganen gerechnet werden[6].

Der Darm mit seinen intraepithelialen Becherzellen und sekretorischen Zellen ist auch selbst Ort der Sekretion von Verdauungsenzymen und Muzinen. Dieser Muzinfilm schützt die Epitheloberfläche vor Selbstverdauung und dient gleichzeitig als Schmierfilm für die vorbeigleitende Nahrung.

Zur Nahrungszerkleinerung – Digestion genannt – und Durchmischung des Speisebreis tragen auch mechanische Prozesse in Mund, Magen und im Darmrohr selbst bei. Segmentationsbewegungen, sog. stehende Wellen, sorgen im Darm für eine gleichmäßige Durchmischung und einen optimalen Kontakt von Darmwand und Inhalt. Dabei transportiert die propulsive Peristaltik den Speisebrei nach anal. Durch Erniedrigung des Muskeltonus im proximalen Magen, Kolon ascendens und Rektum – Akkomodation genannt – kann ein größeres Volumen gespeichert werden.

Neben der Hauptaufgabe der Absorption von zerlegten Nahrungsstoffen, die vor allem im Jejunum, Ileum und im oberen Kolon mittels passiver Permeation durch die Darmmukosa und energieabhängigen aktiven Transport erfolgt, wird über den Gastrointestinaltrakt der Wasser- und Elektrolythaushalt des Körpers bilanziert. So werden im Magen-Darm-Trakt täglich 10 l Flüssigkeit umgesetzt: 2 l werden mit der Nahrung (in Form von Getränken und Speisen) aufgenommen und gleichzeitig wird 1 l Mundspeichel, 2 l Magensekret, 2 l Gallen- und Pankreassekret und 3 l Dünndarmsekret sezerniert. Von diesen 10 l werden 96% in Jejunum und Ileum und 3% im Dickdarm rückresorbiert. Nur 1% (100 ml) wird mit dem Stuhl ausgeschieden[6].

Eine weitere Aufgabe des Darms ist in seinem Kontakt zu potentiell antigen wirkenden Substanzen begründet: mit der Antigenabwehr übernimmt der Darmtrakt eine wichtige Funktion im menschlichen Immunsystem. Pathogene Keime, die im zähen Schleimfilm nicht immobilisiert, die durch die Magensalzsäure nicht inaktiviert und im Darmlumen nicht enzymatisch gespalten werden konnten, treten mit der luminalen Grenzschicht – bestehend aus intestinalen Epithelzellen – in Kontakt. Tight Junctions zwischen ihnen fungieren als mechanische Barriere, stellen aber nicht die einzige Abwehrstrategie der Darmzellen dar. So gibt sie Informationen über Pathogene im Lumen an benachbarte immunkompetente Zellen der Mukosa, an Einzellymphknoten der Lamina propria, sowie der Schleimhaut und an die submukös gelegenen Peyerschen Plaques weiter, wodurch es zur Antikörperbildung kommt[7]. Welchen wichtigen Stellenwert diese enterale Abwehr im darmassoziierten

Einleitung

lymphatischen Gewebe (gut associated lymphoid tissue, GALT) besitzt, zeigt die Tatsache, dass 75% aller antikörperproduzierenden Zellen des Körpers in diesen Peyerschen Plaques gelegen sind. Auch werden in der Mukosa inflammatorisch wirksame Zytokine wie IL-1β und IL-18 gebildet[8]. Neben den antigenbindenen und präsentierenden HLA-Molekülen der Klasse I und II stellen diese Zytokine den Kofaktor zur spezifischen Aktivierung der CD4+- („Helfer-") und CD8+- („zytotoxischen-") T-Zellen dar[7].
Neben weiteren Zellen, die an einer Immunreaktion beteiligt sind (z.b. Makrophagen, dendritische Zellen und T-Zellen) besitzen die intestinalen Epithelzellen somit eine Schlüsselrolle bei der Aufrechterhaltung dieser Barriere.

1.2 Aufbau der Darmwand

In der vorliegenden Arbeit wurden Resektate des Dünndarms wie auch des Dickdarms untersucht, weshalb der Aufbau dieser Darmabschnitte im Folgenden im Detail beschrieben wird.

Der Wandbau in den verschiedenen Bereichen des Darmtrakts differiert nur geringfügig. So gestaltet sich der histologische Wandbau von Dünndarm und Dickdarm prinzipiell gleichartig[9,10]: die Wandung besteht aus 4 konzentrisch angeordneten Schichten (Abbildung 1.1).

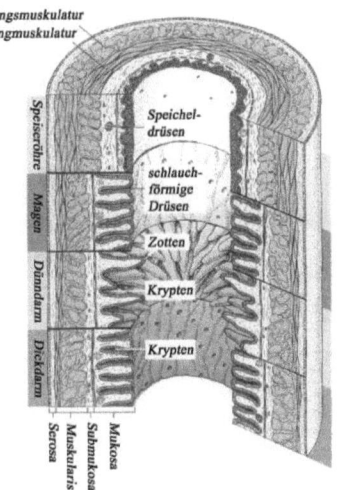

Abbildung 1.1 Schichtenbau der verschiedenen Abschnitte des Gastrointestinaltrakts; die Wand des Verdauungstrakts ist stets in 4 Schichten gegliedert: Mukosa, Submukosa, Muskularis und Serosa (schematische Abbildung, bearbeitet nach [9])

Apikal, zum Lumen hin gerichtet, liegt die Tunica mucosa (Mukosa), die spezielle Schleimhaut des Darms. Nach basal untergliedert sie sich in 3 Anteile: die Lamina epithelialis, die Lamina propria mucosae und die Lamina muscularis mucosae. Die Epithelschicht, die Lamina epithelialis, ist in den verschiedenen Abschnitten des Gastrointestinaltrakts unterschiedlich gestaltet. Ihr jeweils spezieller Aufbau wird bei der Besprechung der einzelnen Etagen dargelegt. Die Lamina propria mucosae besteht aus retikulärem Bindegewebe. In ihr liegen Blut- und Lymphgefäße, sowie zahlreiche freie Abwehrzellen wie Makrophagen, Plasmazellen, Lymphozyten, eosinophile und dendritische Zellen, aber auch in Lymphfollikeln organisierte Zellen.

Die Lamina muscularis mucosae setzt sich aus mehreren Lagen glatter Muskelzellen zusammen, die innen zirkulär, außen längs angeordnet sind und zur Feineinstellung der Schleimhautkontur beitragen.

Die anschließende Schicht wird als Tela submucosa (Submukosa) bezeichnet. Sie ist eine aus dünnen Kollagenfibrillen bestehende lockere Verschiebeschicht zwischen der Mukosa und der Tunica muscularis. Auch sie enthält eine große Anzahl an Lymphozyten und Lymphfollikeln, kleine Arterien und Venen, sowie den Plexus submucosus (Meissner-Plexus), der die Motilität der inneren Wandschichten steuert.

Weiter nach außen schließt sich die Tunica muscularis (Muskularis) an, die aus einer inneren Ringmuskulatur (Stratum circulare), sowie einer äußeren Schicht Längsmuskulatur (Stratum longitudinale) aufgebaut ist. Zwischen diesen beiden Muskelschichten befindet sich der Plexus myentericus (Auerbach-Plexus), der die Peristaltik des Darmrohrs reguliert.

Daran anschließend liegt die Tunica serosa (Serosa), die den Darm von der Bauchhöhle abgrenzt. Eine Tunica serosa findet sich in Darmabschnitten die intraperitoneal liegen. Beim intraperitoneal gelegenen Dünndarm und Teilen des Dickdarms bilden zwei Lagen der Serosa je ein Band (Mesenterium, bzw. Mesokolon), das die Eingeweide an der hinteren Bauchwand befestigt (Mesenterialwurzel).

Diese Tunica serosa besteht aus zwei Anteilen: einer bindegewebigen Lamina propria, die von vielen Blutkapillaren und Lymphgefäßen durchzogen ist und dem Mesothelium, einem einschichtigen, sehr flachen Plattenepithel. Das unmittelbar an die Muskularis angrenzende Bindegewebe kann als Tela subserosa abgegrenzt werden.

In Darmabschnitten, die extraperitoneal liegen, wird die Serosa durch eine bindegewebige Tunica adventitia ersetzt[10,10].

Einleitung

1.2.1 Dünndarm

Beim Erwachsenen besitzt der Dünndarm eine Länge von ca. 3-5 m. Er wird in drei Abschnitte gegliedert, die einen ähnlichen makroskopischen und mikroskopischen Aufbau besitzen: Duodenum, Jejunum und Ileum.
Die Oberfläche des Dünndarms beträgt ca. 200 m^2. Diese immense Fläche ist in verschiedenen anatomischen Besonderheiten begründet. Die Mukosa des Dünndarms wirft bis zu 10 mm hohe Falten (Plicae circulares, Kerckring-Falten), die die Oberfläche um das Dreifache auf ca. 0,6-1 m^2 vergrößern. Die Zotten (Villi) sind 0,5-1 mm lang und vergrößern die Oberfläche um das Sechs- bis Vierzehnfache auf ca. 10 m^2. Schließlich vergrößern Mikrovilli mit einer Länge von 1-1,4 µm die Oberfläche um das Zwanzig- bis Fünfunddreißigfache auf ca. 200 m^2.
Die Kerckring-Falten werden von Submukosa und Mukosa gebildet, während die Zotten und Krypten allein aus der Mukosa bestehen. Die Mikrovilli sind fingerartige Ausstülpungen der Apikalmembran der resorbierenden Darmepithelzellen. Desweiteren bildet die Schleimhaut Krypten aus, die Einstülpungen im Mukosaepithel darstellen.
Die Schleimhaut entspricht auf den Zotten einem einschichtigen prismatischen resorbierenden, in den Krypten einem einschichtigen prismatischen, z.T. drüsigen Epithel[10].

1.2.2 Dickdarm

Der Dickdarm ist ca. 1,4 m lang und ist in 5 Abschnitte gegliedert: Zökum (mit Appendix vermiformis), Kolon (bestehend aus Colon ascendens, Colon transversum und Colon descendens), Sigma, Rektum und Analkanal.
Im Gegensatz zum Dünndarm besitzt die Mukosa des Dickdarms keine Zotten. Ein charakteristisches Kennzeichen für die Dickdarmschleimhaut sind die tiefen mukosalen Einsenkungen, sog. Krypten, die von hochprismatisch resorbierenden Zellen und schleimbildenden Becherzellen ausgekleidet werden und bis zur Lamina muscularis reichen. Die resorbierenden Zellen tragen apikal lange Mikrovilli. Das Kryptenepithel ist von enteroendokrinen Zellen durchsetzt.
Bei der Dickdarmwand ist eine kräftige Ringmuskulatur der Tunica muscularis geschlossenen ausgebildet, die Längsmuskelschicht hingegen ist zu drei kräftigen Bündeln (Taeniae coli) zusammengefasst.
Durch Kontraktion dieser Taeniae coli entstehen die Haustren, zwischen denen die Ringmuskelschicht Schleimhautfalten aufwirft (Plicae semilunares)[9,10].

Einleitung

1.3 Chronisch entzündliche Darmerkrankungen

Chronisch entzündliche Darmerkrankungen (CED) sind durch eine schubweise exazerbierende Entzündung der Darmschleimhaut gekennzeichnet.

Die Differenzierung der verschiedenen Formen der CED erfolgt durch Bestimmung der Lokalisation der Entzündungsherde im Gastrointestinaltrakt und der Tiefenausdehnung in die einzelnen oben beschriebenen Schichten des Darmrohrs.

Hauptvertreter dieser chronisch-rezidivierenden, unspezifischen Entzündungsform sind die Colitis ulcerosa (ulcerative colitis, UC) und der Morbus Crohn (Crohn's disease, CD)[11]. Seltenere Arten von CED sind die Kollagen Kolitis, die Lymphozytäre Kolitis und die Pouchitis[11]. Die beiden erstgenannten werden unter dem Begriff der Mikroskopischen Kolitis zusammengefasst.

Vor fast 300 Jahren beschrieb Giovanni Battista Morgagni (1682-1771) erstmals das Krankheitsbild der CED, als er von einem 20-jährigen Patienten mit blutigen Durchfällen und kolikartigen Schmerzen berichtete.

Der erste Bericht von einem Patienten mit den Symptomen einer Colitis ulcerosa stammt wahrscheinlich von dem römischen Arzt Soranus von Ephesus aus dem Jahr 119 v.Chr.. Doch erst 1875 wurde durch Wilks und Moxon diesem Krankheitsbild der Begriff „ulzerative Kolitis" zugeordnet[12].

Die Krankheitsbezeichnung Morbus Crohn geht auf den amerikanischen Gastroenterologen Burrill B. Crohn (1884-1983) zurück, der 1932 zusammen mit Leon Ginzburg und Gordon Oppenheimer am Mount Sinai Hospital (New York) mehrere Patienten mit nicht tuberkulöser Ileitis terminalis mit Fistelbildung beschrieb; doch bereits 1859 berichtete Sir Samuel Wilks, 1904 Antoni Leśniowski und 1913 T. Kennedy Dalziel über Patienten mit ähnlichen Symptomen[12,13].

Beide Krankheiten treten vorwiegend bei jungen Menschen vom 20. bis zum 40. Lebensjahr auf. Die Prävalenz pro 100.000 Einwohnern beträgt für die Colitis ulcerosa 50-80, für den Morbus Crohn 20-100. Vom Morbus Crohn sind etwas weniger Frauen als Männer betroffen[14].

1.3.1 Colitis ulcerosa

Das Krankheitsbild der Colitis ulcerosa ist das einer chronisch entzündlichen Dickdarmerkrankung, die im Rektum beginnt (>95%) – ein Rektumbefall ist daher stets vorhanden – sich nach kranial ausbreitet und das gesamte Kolon betreffen kann. Selten ist zusätzlich das terminale Ileum leicht entzündet, was als sog. „back-wash-Ileitis" bezeichnet wird (Abbildung 1.2). Dabei bilden sich die entstehenden Ulzerationen nur in den oberflächlichen Schleimhautschichten aus.

Einleitung

Bei der UC unterscheidet man drei Verlaufsformen: eine Rezidivierende (50-80% der Erkrankten), eine Chronisch-aktive (15-30%) und eine Fulminante (5%)[11]. Die betroffenen Patienten berichten über blutig-schleimige Durchfälle mit einer Frequenz von bis zu 30-40 pro Tag, zu denen Abdominalschmerzen hinzutreten können, die teilweise krampfartig vor der Defäkation (Tenesmen) auftreten. Auch Fieber kann ein sehr unspezifischer Hinweis auf eine UC sein. Extraintestinale Symptome an der Haut, den Augen, den Gelenken und der Leber, wie sie beim Morbus Crohn häufig auftreten, sind bei der UC seltener. Oft geht mit dieser Erkrankung ein teilweise massiver Gewichtsverlust einher. Blutungen und ein toxisches Megakolon zählen zu den gefürchteten Komplikationen. Das Risiko der Entstehung eines Adenokarzinoms auf dem Boden einer Dysplasie-Karzinom-Sequenz korreliert mit dem Ausmaß der Kolonbeteiligung und der Dauer der Erkrankung[15].

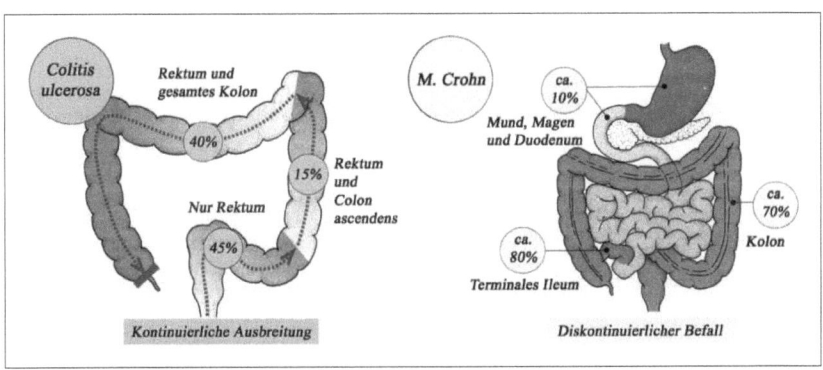

Abbildung 1.2 Lokalisation der Schleimhautläsionen bei Colitis ulcerosa und bei Morbus Crohn (schematische Abbildung, bearbeitet nach [9])

1.3.2 Morbus Crohn

Der Morbus Crohn tritt mit sog. „Skip-Lesions", einem diskontinuierlichen segmentalen Befallsmuster aller Wandschichten des Darmrohrs im gesamten Gastrointestinaltrakt auf (zum Verteilungsmuster siehe Abbildung 1.2). Häufigster Ort einer Entzündung sind das terminale Ileum und das proximale Kolon. So ist der Morbus Crohn zum Zeitpunkt der Diagnosestellung bei 20-30% der Patienten nur im Ileum, bei 40-55% im Ileum und Kolon und bei 18-27% nur im Kolon manifest. Hingegen sind der obere Gastrointestinaltrakt in nur 5% und das Rektum als Einzelbefall in nur 15-25% betroffen[11].

Patienten werden durch Flatulenz, Abdominalschmerzen und im Gegensatz zur UC mit nichtblutigen Durchfällen auffällig. Einer Appendizitis ähnelnde Beschwerden, sowie kolikartige Schmerzen im rechten Unterbauch und leichte Temperaturerhöhung, kommen gelegentlich vor. Krankheitskomplizierend treten oft extraintestinale Symptome an Haut, Augen, Gelenken und der Leber auf. Weitere Komplikationen sind Analfisteln und anorektale Abszesse, ein Malabsorptionssyndrom, Wachstumsstörungen im Kindesalter und Darmstenosen mit Ileus. Der Krankheitsverlauf ist chronisch schubweise.

Endoskopisch bzw. makroskopisch ist bei MC ein diskontinuierlicher Befall mit abwechselnd gesunden und erkrankten Darmabschnitten typisch. Die Darmwand ist transmural entzündet und zeigt ödematöse und fibrotische Verdickungen mit segmentalen Stenosen. Ein sog. „Gänsehauteffekt" der Schleimhaut kommt durch eine lymphofollikuläre Hyperplasie zustande. Histologisch bestärken Epitheloidzellgranulome und mehrkernige Riesenzellen die Diagnose MC[15].

1.3.3 Genetik und Pathophysiologie chronisch entzündlicher Darmerkrankungen

Auch eine intensive Forschung in den letzten 20 Jahren konnte die Ätiologie der chronisch entzündlichen Darmerkrankungen nicht endgültig klären. Die Ursachen liegen vermutlich in einer Kombination von genetischen und umweltbedingten Einflüssen. Dabei konnten für Colitis ulcerosa und Morbus Crohn unterschiedliche pathophysiologische Faktoren gefunden werden, wobei die Genetik des Morbus Crohn bereits besser erforscht ist als die der Colitis ulcerosa.

Eine Imbalance im Immunsystem des Gastrointestinaltrakts wird nach heutigem Kenntnisstand als eine Ursache chronisch entzündlicher Darmerkrankungen angesehen.

Das normale Gleichgewicht zwischen pro-inflammatorischen (TNF-α, IL-1β, IL-6 und IL-8)[2] und anti-inflammatorischen Zytokinen (IL-4, IL-10 und IL-13)[4,5], das trotz der physiologischen Bakterienbesiedelung der Darmmukosa beim Gesunden eine entzündungsfreie Funktion des Darms gewährleistet, ist bei CED durch Überwiegen der Sekretion von pro-inflammatorischen Zytokinen nicht mehr gegeben[7]. Als Ursache dieses Ungleichgewichts macht man – zumindest teilweise – genetische Faktoren verantwortlich.

Es zeigte sich, dass Verwandte ersten Grades von Patienten mit CED ein 4-20-fach höheres Risiko gegenüber der Normalbevölkerung besitzen, ebenfalls daran zu erkranken[16,17]. Zwillingsstudien ergaben, dass das Erkrankungsrisiko eines monozygoten Zwillings bei positiver Diagnose des anderen Zwillings bei 17% im Gegensatz zu einem 5%igen Risiko bei dizygoten Zwillingspaaren liegt[18]. Dieser Risikounterschied zwischen ein- und zweieiigen Zwillingspaaren lässt auf einen deutlichen Einfluss von genetischen Faktoren bei der Ursache CED schließen. Er zeigt aber auch,

Einleitung

dass genetisch identische Individuen nicht zu 100% konkordant sind. Somit konnte gezeigt werden, dass Umwelteinflüsse als auslösende Faktoren („Trigger") für die Pathogenese ebenfalls eine wichtige Rolle spielen. Zu den Umwelteinflüssen, die die Entstehung einer CED fördern, gehören möglicherweise Infektionen in der Kindheit (z.b. mit dem Masernvirus oder atypischen Mykobakterien)[11] und das Rauchen. Bei letzterem kann ein gegensätzlicher Effekt bei den beiden Hauptvertretern der CED beobachtet werden: während das Rauchen die Krankheitssymptome der Colitis ulcerosa stabilisiert, wird bei Morbus Crohn eine Verschlechterung der Symptome beobachtet[19]. Die geographische Verteilung der CED folgt einem Nord-Süd-Gefälle, in geringerer Ausprägung auch einem West-Ost-Gefälle, wobei die Inzidenz von Nord nach Süd und von West nach Ost abnimmt, was womöglich mit dem westlichen – sog. industrialisierten – Lebensstil und dem in diesen Ländern ausgeprägten Gesundheitssystem in Verbindung gebracht werden muss. Auch die ethnische Herkunft scheint hier von Bedeutung zu sein.[20]

Orale Kontrazeptiva werden je nach Studie als die Inzidenz erhöhende oder erniedrigende Faktoren angesehen. Diät, Hygiene, der soziale Standard, Umweltverschmutzung und Stress scheinen weitere Einflussgrößen darzustellen, die an der Entstehung oder zumindest einer Schubauslösung einer CED mitbeteiligt sein können[21,22].

Die genetischen Prädispositionen, die zu einer CED beitragen, wurden auf verschiedenen Chromosomen vermutet[23]. Die Identifizierung dieser Genloci erfolgte mittels molekularem Vergleich von erkrankten Geschwisterpaaren in sog. „Kopplungsstudien". Die am besten gesicherten Kopplungsregionen für CED wurden auf Chromosom 16 (IBD1/CARD15)[24,25,26] und Chromosom 12 (IBD2)[25,27], auf Chromosom 6 (IBD3)[27,28] und Chromosom 5 (IBD5)[29] identifiziert. Weitere, nicht genügend replizierte Ergebnisse anderer Regionen, finden sich in Tabelle 1.1.

Name	Chromosom	Publikation
IBD4	14q11/12	Duerr 2000[30], Ma 1999[31]
IBD6	19p13	Rioux 2000[32]
IBD7	1p36	Cho 1998[33]
IBD8	16q/p	Hampe 2002[34]
IBD9	10p/q	Hampe 1999[35]

Tabelle 1.1 Kopplungsregionen der CED (bearbeitet nach [36])

Einleitung

Das Auftreten einer Veränderung in der Kopplungsregion IBD1 (inflammatory bowel disease 1) korrelierte am besten mit dem Auftreten von MC, nicht aber von UC[24].

Anfang 2001 gelang die Identifikation des ersten Krankheitsgens in der Region von IBD1 auf Chromosom 16q[37,38]. Träger dieser im Bereich des Zentromers gelegenen Mutation zeigten eine höhere Wahrscheinlichkeit MC zu entwickeln, nicht aber eine UC. Das als NOD2/CARD15 bezeichnete Genprodukt dieser Region konnte als NF-κB aktivierendes Protein in Monozyten erstmals beschrieben werden[39].

Es wurden drei verschiedene loss-of-function Mutationen identifiziert, die etwa 40% des genetischen Risikos bei Morbus Crohn erklären: SNP8 (Aminosäuresubstitution R702W), SNP12 (Aminosäuresubstitution G908R) und SNP13 (C-Insertion L1007fsinsC)[38,40]. Bei diesen drei wesentlichen MC-assoziierten Mutationen der IBD1-Region konnte ein Defekt der MDP-Erkennung nachgewiesen werden[41]. MDP (Muramyl dipeptid) entspricht dabei dem kleinsten bioaktiven Peptidoglykanmotiv, das allen Bakterien gemeinsam ist. Es entsteht als Spaltprodukt, sog. Muropeptid, aus Peptidoglykanen (PGN). Auch wurde eine verminderte Induzierbarkeit von NF-κB nach Stimulation mit Bakterienwandbestandteilen (MDP) festgestellt[42].

Diese Ergebnisse und die Untersuchungen an deutschen und britischen MC und UC Patienten lassen vermuten, dass ein Defekt oder Verlust der Bakterienerkennung durch die Zellen bei Morbus Crohn sekundär zu einer verbreiteten NF-κB Aktivierung und einer Entzündung der mukosalen Schleimhaut über einen NOD2 unabhängigen Mechanismus führen muss[43].

1.3.4 Angeborene Immunität des Darms

Der Mensch und jeder vielzellige Organismus ist ständig potentiell pathogenen Erregern aus seiner Umwelt ausgesetzt. Die Erkennung und Abwehr dieser Krankheitserreger durch das angeborene Immunsystem („innate immunity") kann nur durch spezifische Rezeptoren der beteiligten Zellen gewährleistet werden. Diese Rezeptoren (PAMP recognition receptors, PRRs), können molekulare Muster unterschiedlicher Pathogene (pathogen-associated molecular patterns, PAMPs) erkennen. Derartige PAMPs sind bakterielle Zellwandbestandteile (siehe Punkt 1.4).

Man unterscheidet je nach Lage zwei verschiedene Arten von PAMP Rezeptoren: entweder in der Zellmembran oder intrazellulär gelegene PRRs.

Der Erkennungsmechanismus von extrazellulär auftretenden PAMPs durch membranständige Rezeptoren der Toll-like Rezeptorfamilie (TLRs) führt über die Aktivierung intrazellulär lokalisierter Signalkaskaden zur Expression verschiedener Effektormoleküle. Die TLRs bestehen aus einem extrazellulären Anteil (leucine-rich repeats, LRRs) zur PAMP-Erkennung und einem intrazellulären

Einleitung

Anteil (Toll/IL1 receptor, TIR), wobei letzterer mit zwei Adaptoren – MYD88 und TIRAP (TIR domain-containing adaptor protein)/MAL – zur Signaltransduktion beiträgt. Zur Gruppe der Effektormoleküle gehört das „Alarm-Zytokin" IL-1β. IL-1β fördert die Entzündungsreaktion durch Steigerung der Expression pro-inflammatorischer Gene wie iNOS (inducible nitric oxide synthase) und IL-6. Außerdem fördert es durch eine Mehrexpression von Adhäsionsmolekülen die Leukozytenmigration aus den Blutgefäßen in das Gewebe. IL1β wird initial als inaktive Vorstufe (pro-IL-1β) ins Zytoplasma sezerniert, um dort durch ICE (IL-1β-converting enzyme, auch bekannt als Caspase-1) in die aktive Form überführt zu werden.

An der Aktivierung der Caspase-1 sind zytosolische Proteine beteiligt, die sich nach Kontakt mit intrazellulär auftretenden PAMPs zu einem Proteinkomplex von mehr als 700 kDa zusammenlagern, was zur Prozessierung von IL-1β, IL-18 und nach neuesten Forschungen auch von IL-33 führt[44]. Dieser Proteinkomplex ist unter dem Namen Inflammasom bekannt geworden. Zwei unterschiedliche Inflammasomtypen wurden bis jetzt identifiziert: das NALP1-Inflammasom und das NALP2/3-Inflammasom[45] (Abbildung 1.3).

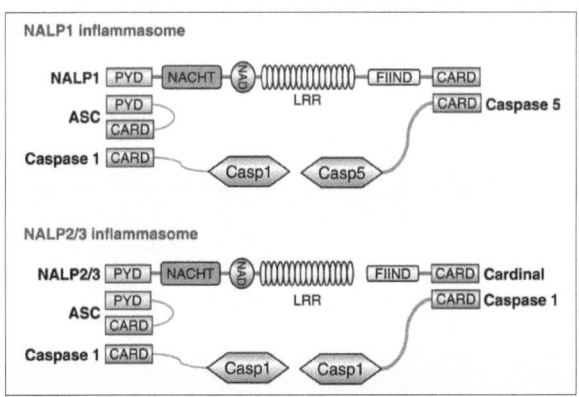

Abbildung 1.3 NALP1 und NALP2/3 Inflammasom; NALPs sind die zentralen Strukturen des Inflammasom Proteinkomplexes (bearbeitet nach [45])

Die beiden verschiedenen Inflammsome bestehen aus jeweils mehreren Proteinen, die sich um ein zentral gelegenes NALP (NACHT-, LRR-, and PYD-containing protein) anordnen. Dieses Zentralprotein besitzt vier Hauptdomänen: eine pyrin domain (PYD), eine nucleotide-binding domain (NACHT), eine NACHT-associated domain (NAD) und eine Ligandenerkennungsdomäne (leucine-rich repeats, LRR). Bei NALP1 existiert zusätzlich eine Domäne zur Caspaseaktivierung, als Cardinaldomäne bezeichnet (CARD-containing protein), bestehend aus FIIND (Inter-aktionsdomäne zur

Einleitung

Inflammasomformation) und CARD (caspase recruitment domain), die NALP2 und NALP3 fehlt[46].

Im Falle der Aktivierung des NALP1 Inflammasoms lagert sich das Zentralprotein NALP1 mit ASC (apoptosis-associated speck-like protein containing a CARD), Caspase-1 und Caspase-5 zum Inflammasomkomplex zusammen. Die Bildung des NALP2/3 Inflamasoms bedarf der Interaktion von NALP2/3, ASC, Caspase-1 und eines zusätzlichen Cardinalproteins.

Die vierzehn bis heute bekannten NALPs gehören der Gruppe der intrazellulär gelegenen PRRs an. Sie werden zur Gruppe der CATERPILLER (CARD, transcription enhancer, R(purine)-binding, pyrin, lots of leucin rich repeats) gezählt. Diese Gruppe umfasst knapp 30 Mitglieder. Sie wird gegliedert in 4 Subfamilien: NALP (NACHT-, LRR-, and PYD-containing protein), NOD (nucleotide-binding oligomerization domain), IPAF (ICE protease activating factor) und CIITA (major histocompatibility complex (MHC) class II transactivator) (Abbildung 1.4) [46].

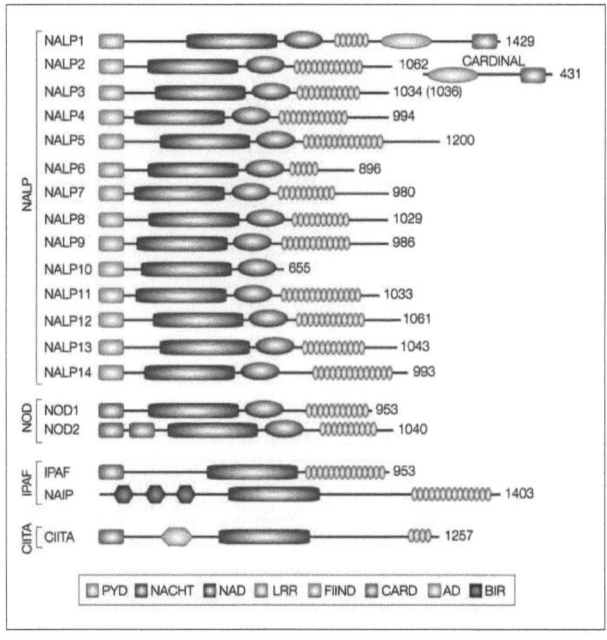

Abbildung 1.4 CATERPILLER Proteinfamilie mit ihren 4 Untergruppen: NALP, NOD, IPAF und CIITA (bearbeitet nach [46])

Die korrespondierenden Gene der CATERPILLER Proteine verteilen sich auf insgesamt 8 Chromosome, wobei es allerdings zu einer Häufung von Genen auf den Chromosomen 11, 16 und 19 kommt, wie Tabelle 1.2 zeigt. Auch die Genloci der NALP Proteine bilden Cluster: NALP6, 10 und

14 befinden sich auf Chromosom 11p15; NALP2, 4, 5, 7, 8, 9, 11, 12 und 13 befinden sich auf Chromosom 19q13.4. NALP1 befindet sich als einziger Vertreter der NALP Familie auf dem Chromosom 17p13.1[46].

	Synonyme	Genlocus	Expression
NALP			
NALP1	DEFCAP, NAC, CARD7	17p13.1	Herz, Thymus, Milz, Niere, Leber, Lunge, PBLs, Magen, Darm, Neuronen, Hoden[47]
NALP2	PYPAF2, NBS1, PAN1	19q13.42	
NALP3	PYPAF1, CIAS1, Cryopyrin	1q44	Epithel von Oropharynx und Ösophagus[47], hohe Expression in PBLs
NALP4	PYPAF4, PAN2	19q13.41	höchste Expression in der Milz
NALP5	PYPAF8, Mater	19q13.42	beschränkt auf Oozyten
NALP6	PYPAF5, PAN3	11p15.5	bevorzugt in Granulozyten und T-Zellen
NALP7	PYPAF3	19q13.42	
NALP8	PAN4	19q13.42	
NALP9		19q13.42	
NALP10	PAN5	11p15.4	
NALP11	PYPAF6	19q13.42	
NALP12	PYPAF7, Monarch-1	19q13.42	Makrophagen und Eosinophilen
NALP13		19q13.42	
NALP14		11p15.4	
CARDINAL	TUCAN, CARD8, NDDP1	19q13.33	Niere, Lunge, Ovar, Plazenta, Hoden, Lymphknoten und Milz
NOD			
NOD1	CARD4	7p14.3	Herz, Skelettmuskel, Milz und Ovar
NOD2	CARD15	16q12.1	PBLs (Monozyten), Kolonepithelzellen[48], v.a. von MC Patienten[49]
IPAF			
IPAF	NOD3, CLAN, CARD12	2p22.3	Kolon, Niere, Leber, Plazenta, Lunge, Knochenmark und Milz
NAIP		5q13.2	Gehirn, Lunge, Milz, Intestinum und Leber
CIITA			
CIITA		16p13	Lymphozyten, Monozyten, dendritische Zellen, Keratinozyten[50]

Tabelle 1.2 Genorte der CATERPILLER Proteine und Gewebe mit nachweislicher Expression (bearbeitet nach [46])

Einleitung

1.4 Aktivierung des Inflammasoms

Die Aktivierung des Inflammasoms erfolgt nach Erkennung von PAMPs durch PRRs. Die PRRs sind in diesem Falle die LRR der NALP Proteine. PAMPs sind bakterielle Zellwandbestandteile wie Lipopolysaccharide (LPS), Peptidoglykan (PGN), Bakterienlipoproteine (BLP), Lipoteichosäure (LTA), intrazelluläre Moleküle wie CpG DNA (DNA, die unmethylierte CpG-Motive enthält und häufig im Genom von Bakterien und Viren, aber nicht in Vertebraten vorkommt) und virale RNA[51,46].

Neueste Ergebnisse identifizierten von Bakterien stammende Peptidoglykane (PGN) als Aktivatoren sowohl der NODs[41] als auch von NALP3[52] (Abbildung 1.5).

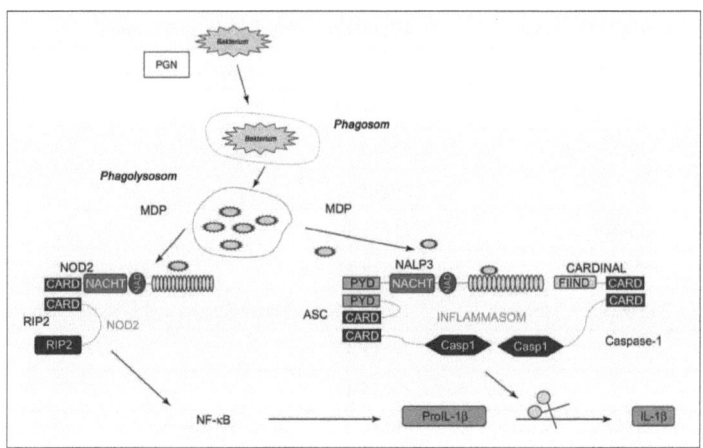

Abbildung 1.5 Schematischer Weg der NALP3 Inflammasomaktivierung (bearbeitet nach [51])

Dabei kann PGN als Bestandteil der Bakterienzellwand nach Phagozytose durch die Zellen hydrolysiert werden. Die Spaltprodukte, sog. Muropeptide, besitzen hohe immunologische Aktivität. Das kleinste bioaktive Produkte dieser Hydrolyse, das allen Bakterien gemeinsam ist, stellt Muramyl dipeptid (MDP) dar, durch das, wie nachgewiesen werden konnte, das NALP3 Inflammasom aktiviert wird[45,52].

Diese Aktivierung hat die Prozessierung von IL-1β, IL-18 und IL-33 zur Folge[44]. In Versuchen unseres Labors zur Aktivierung des Inflammasoms wurden Mechanismen untersucht, die zu einer Prozessierung von pro-IL-18, d.h. zu einer Abspaltung des pro-Peptids führen, und damit die IL-18 Sekretion steigern, ohne dabei zu Zelluntergang zu führen. Bereits 1993 konnte durch Inkubation von T84-Zellen mit invasiven Listeria monocytogenes eine Sekretionssteigerung von pro-inflammatorisch wirksamem IL-8 nachgewiesen werden[53]. Auf diese Ergebnisse aufbauend wurde

Einleitung

von unserer Arbeitsgruppe gezeigt, dass enteropathogene (L. monocytogenes) nicht aber nichtenteropathogene Keime zu einer deutlichen Sekretionssteigerung von IL-18 in CaCo2-Zellen führen, ohne dass damit Zelluntergang verbunden gewesen wäre. Damit war ein spezifischer Trigger der IL-18 Prozessierung in CaCo2-Zellen identifiziert. Man kann davon ausgehen, dass es sich bei der IL-18 Sekretion von primären IEZ um eine spezifische Antwort auf enteroinvasive Bakterien handelt.

Außerdem war eine Caspase-1 Aktivierung nach Inkubation mit L. monocytogenes ebenfalls als Vorarbeit aus unserem Labor bekannt. Da für die Aktivierung von Caspase-1 das intrazellulär gelegene NALP1 und NALP2/3 Inflammasom eine wesentliche Rolle spielt, konnte man mit Recht vermuten, dass bei dieser berichteten Stimulation auch die Komponenten des Inflammasoms aktiviert werden.

Untersuchungen am Inflammasom ergaben auch eine Aktivierung durch mechanischen Zellstress, durch den in der Zelle „danger signals" weitergegeben werden[54,55]. Andere Studien zeigten eine ATP-abhängige extrazelluläre Aktivierung der Caspase-1 bei Makrophagen, wodurch auf eine ATP-Rezeptor abhängige Stimulation geschlossen wurde[56], und auch eine zytoplasmatische Erhöhung der Ca^{2+}-Konzentration kann diesen Effekt in Keratinozyten hervorrufen[57].

Im Rahmen dieser Arbeit wurde für die notwendigen Stimulationsversuche statt des oben beschriebenen enteropathogenen Keims L. monocytogenes das PGN-Spaltprodukt Muramyl dipeptid als Ligand für NOD2/NALP3 bzw. das synthetische Lipopeptid Pam3Cys als Ligand für den membranständigen Rezeptor TLR2 verwendet.

2 Arbeitsziele

Das Inflammasom ist ein Proteinkomplex, der nach Erkennen von konservierten PAMPs durch LRRs der zentral gelegenen NALPs formiert wird. Es besteht aus dem entsprechenden NALP, ASC, Caspase-1 und Caspase-5 und im Falle des NALP2/3 Inflammasoms zusätzlich aus einem Cardinalprotein. Für NALP1 und NALP2/3 wurde eine solche Inflammasombildung bereits nachgewiesen, die die Spaltung von pro-IL-1β zu aktivem IL-1β durch aktivierte Caspase-1 bewirkt. Auch IL-18 und IL-33 werden durch die Caspase-1 in ihren aktiven Zustand überführt.

1. Untersuchungen zeigten das Vorhandensein der mRNA von NALP1 und NALP2 in verschiedenen Geweben. So exprimieren das Herz, der Thymus, die Milz und der Darm NALP1[58,59]. Auch in Granulozyten und peripheren Blutzellen ist eine hohe NALP1-Expression nachweisbar. Bezüglich NALP3 zeigen neutrophile Granulozyten und Makrophagen hohe mRNA-Expressionslevels. Diese Daten wurden auch auf Proteinebene bestätigt[47]. Für die übrigen heute bekannten NALPs ist deren Expression und Verteilung in Geweben noch nicht bis ins Detail geklärt, jedoch Mittelpunkt aktueller Forschungen. Ziel dieser Arbeit war es in einem ersten Schritt die Expression von NALP2 bis NALP14 in ausgewählten intestinalen Karzinomzelllinien (Caco2-, HT29-, T84- und SW480-Zellen) bzw. in primären IEZ gesunder Darmabschnitte nachzuweisen. Dies sollte nach RNA-Isolation und RT-PCR auf mRNA-Ebene mittels qualitativer und quantitativer PCR geschehen.

2. In einem zweiten Schritt sollte untersucht werden, ob und in welchem Ausmaß sich die Expression der NALP2 bis NALP14 durch Inkubation von Zellen mit pro-inflammatorisch wirksamen Substanzen verändert. Als geeignetes Stimulans wurde Muramyl dipeptid ausgewählt, das als kleinstes bioaktives Produkt der Hydrolyse von Bakterienzellwandbestandteilen gilt. Dieses Peptid ist allen Bakterien gemeinsam und aktiviert – wie nachgewiesen wurde – das NALP3 Inflammasom (Ligand für NOD2/NALP3)[45,52].
Das zweite verwendete Stimulans war Pam3Cys, ein Ligand für TLR2. TLR2 ist ein Mitglied der Toll-like Rezeptorfamilie, membranständig gebundener Rezeptoren, die extrazellu-

Arbeitsziele

lär auftretende PAMPs erkennen und über intrazellulär lokalisierter Signalkaskaden Effektormoleküle der intestinalen Abwehr aktivieren.

Zur Verbesserung des Stimulationsergebnisses sollte IFNγ in einer 72 h dauernden Vorstimulation eingesetzt werden. IFNγ, das an der Entzündungsreaktion beteiligt ist, wirkt aktivierend auf den oxidativen Metabolismus und die antimikrobielle Aktivität von Makrophagen[60] und vermindert die Barrierefunktion des Epithels[61].

Diese Stimulationsversuche sollten an HT29-Zellen und primären IEZ durchgeführt werden.

3. Da eine Hochregulierung des pro-inflammatorischen Zytokins IL-18 bei Patienten mit MC und UC auf mRNA-Ebene und mit Hilfe von Western Blots bereits nachgewiesen werden konnte[62], sollte in einem weiteren Schritt die Expression von NALP2 und NALP3 in primären IEZ von Patienten mit Morbus Crohn und Colitis ulcerosa untersucht werden.

Da die Reifung der inaktiven Vorstufen des zellulären IL-18 von der Anwesenheit und Aktivität des IL-1β-converting enzyme abhängig ist, sollte bei MC und UC Patienten eine erhöhte Expression von NALP2 und NALP3 nachgewiesen werden können.

3 Material

3.1 Zellkultur

HT29 Zelllinie	ATCC (American Type Culture Collection)
CaCo2 Zelllinie	ATCC (American Type Culture Collection)
T84 Zelllinie	ATCC (American Type Culture Collection)
SW480 Zelllinie	ATCC (American Type Culture Collection)
Dulbeccos Modified Eagle´s Medium (DMEM) 1 g/l Glucose	Sigma Aldrich GmbH, Steinheim
Fetales Kälberserum	PAA Laboratories GmbH, Linz, Österreich
Natriumpyruvat	PAA Laboratories GmbH, Linz, Österreich
Nichtessentielle Aminosäuren	PAA Laboratories GmbH, Linz, Österreich
Phosphat-gepufferte Salzlösung (PBS) ohne Calcium und Magnesium	PAA Laboratories GmbH, Linz, Österreich
Trypsin mit EDTA	PAA Laboratories GmbH, Linz, Österreich

3.2 Epithelzellisolation

Phosphat-gepufferte Salzlösung (PBS) ohne Calcium und Magnesium	PAA Laboratories GmbH, Linz, Österreich
Dithiothreitol (DDT)	Sigma-Aldrich GmbH, Steinheim
Ethylendiamin-Tetraacetat (EDTA)	Sigma-Aldrich GmbH, Steinheim
Hank's Balanced Salt Solution (HBSS)	PAA Laboratories GmbH, Linz, Österreich
Kollagen A	Biochrom, Berlin
Quantum 286	PAA Laboratories GmbH, Linz, Österreich
Penicillin/Streptomycin	PAA Laboratories GmbH, Linz, Österreich
Gentamycin	PAA Laboratories GmbH, Linz, Österreich
Ethanol	

Material

3.3 Zellkulturstimulation

Quantum 286	PAA Laboratories GmbH, Linz, Österreich
Gentamycin	PAA Laboratories GmbH, Linz, Österreich
Interferon γ (IFNγ)	TebuBio, Offenbach
Muramyl dipeptid (MDP)	InvivoGen, San Diego, USA
Myramyl dipeptid (MDP) control	InvivoGen, San Diego, USA
Pam3Cys	EMC Microcollections, Tübingen
RLT Puffer	Qiagen, Hilden
β-Mercaptoethanol	Reagenzien-Lab. der Univ. Kliniken Freiburg im Brsg.

3.4 RNA-Isolation

RNeasy® Mini Kit	Qiagen, Hilden

3.5 RNA-Konzentrationsbestimmung

RiboGreen® Quantitation	InvitroGen, Eugene, USA

3.6 RT-PCR

Reverse Transcription System	Promega, Madison, USA

3.7 Qualitative PCR

HotStarTaq™-Master Mix	Qiagen, Hilden
Primer für qualitative PCR	TIB Molbiol Syntheselabor GmbH, Berlin
Primer für qualitative PCR (NALP6, 12, 13)	MWG-Biotech AG

Material

	Primersequenzen	Amplikonlänge
Clat.2K for	5´-GCT CAC ATG GGA ATG TTC AC-3´	550bp
Clat.2K rev	5´-ATG TTG TCA AAG TTG TCA TAA G-3´	
Nalp2 for	5´-GGC ACA CGA GCT CCA GAA GAT-3´	424 bp
Nalp2 rev	5´-AGG CCA GCT CTT CCA CAT CTC-3´	
Nalp3 for	5´-CAC CGG AGC CAG CAG GAG AG-3´	424 bp
Nalp3 rev	5´-GCG GTC CTA TGT GCT CGT CAA-3´	
Nalp4 for	5´-GCC GGT GCA GGT GCT TCT-3´	418 bp
Nalp4 rev	5´-GTG CTG GGT TTG CGG AGT C-3´	
Nalp5 for	5´-TTC GCT GAG GAG GAG GAT GTA-3´	411 bp
Nalp5 rev	5´-TTT GCA GAG CTT TGT GTC ATT G-3´	
Nalp6 for	5´-GAC CCT CAG TCT GGC CTC TGT-3´	78 bp
Nalp6 rev	5´-TCC GGC TTT GCT CTC TTC AC-3´	
Nalp7 for	5´-GCA GCA GCC GAT CTA CGT AAG-3´	478 bp
Nalp7 rev	5´-CTG GAA GCT GAG GTG GAT GAA-3´	
Nalp8 for	5´-CCT GGG ATC GGA AAA ACA AT-3´	501 bp
Nalp8 rev	5´-TTG GTC TCC CTC CTC TGT GTG-3´	
Nalp9 for	5´-GCG GCA TCC AAA ACT CAT AAA G-3´	440 bp
Nalp9 rev	5´-GGA GTC TCA TAC CCA CCC ACA T-3´	
Nalp10 for	5´-GCG GCT CCT GTT CAT CCT G-3´	457 bp
Nalp10 rev	5´-CGG CAG AAA GGT GGA GAC GT-3´	
Nalp11 for	5´-CCA GGC TCC CAT TGC AGA C-3´	426 bp
Nalp11 rev	5´-TGC CGC TTC AGG ACA GTA CA-3´	
Nalp12 for	5´-TGG AAG TCT CTC TTG TCA CTC CAA-3´	81 bp
Nalp12 rev	5´-CCA TGA GCC GGA ATT TCC T-3´	
Nalp13 for	5´-GAG CTG CCG ACC CTT TGA-3´	80 bp
Nalp13 rev	5´-GCC GAG GAC CAC TTT CCA T-3´	
Nalp14 for	5´-TGG GAA AAC AAC CTT GGT GAG-3´	495 bp
Nalp14 rev	5´-ACT TTC ATG GCC CAC CTC TTA T-3´	

3.8 Gelelektrophorese

E-Gel® 1,2% Agarose	InvitroGen, Eugene, USA
E-Gel® 2,0% Agarose	InvitroGen, Eugene, USA
50 bp DNA-Leiter	InvitroGen, Eugene, USA
100 bp DNA-Leiter	InvitroGen, Eugene, USA

3.9 Quantitative PCR (Taqman® PCR)

Taqman® Universal Master Mix	PE Applied Biosystems, Forster City, USA
Taqman® GAPDH Control Reagents (human)	PE Applied Biosystems, Forster City, USA
Primer für Real-time-PCR	MWG-Biotech AG

	Primersequenzen	Amplikonlänge
Nalp2 for	5'-GCG GAG GAG CCG ATC TAC AT-3'	103 bp
Nalp2 rev	5'-AGG CAC GCA TGG CTT GGT-3'	
Nalp3 for	5'-TGC CCC GAC CCA AAC C-3'	70 bp
Nalp3 rev	5'-CGT CCA TGA GGA AGA GGA TTC T-3'	
Nalp4 for	5'-CTG CAG GGC GGC TTG A-3'	68 bp
Nalp4 rev	5'-TGC ACC GGC CGT TTC T-3'	
Nalp5 for	5'-CAG AGG CTG ATG CTG AAT CAG T-3'	64 bp
Nalp5 rev	5'-GCG CAA GTG CAA GAA AAC C-3'	
Nalp6 for	5'-GAC CCT CAG TCT GGC CTC TGT-3'	78 bp
Nalp6 rev	5'-TCC GGC TTT GCT CTC TTC AC-3'	
Nalp7 for	5'-AGC CCA AGC ACA GAG AAT CC-3'	73 bp
Nalp7 rev	5'-ATC TTC CTC TTC AGC AAA CTC C-3'	
Nalp7 for neu	5'-AGC CCA AGC ACA GAG AAT CC-3'	147 bp
Nalp7 rev neu	5'-ATC TTC CTC TTC AGC AAA CTC C-3'	
Nalp8 for	5'-CGT GAA TCC ACC CTC TGA CA-3'	72 bp
Nalp8 rev	5'-CAG GGC GGA ATA TGA GAA CTG-3'	

Material

Nalp9 for	5´-TTA AGG CTG ACT TGA GCG ATG A-3´	71 bp
Nalp9 rev	5´-TTG CAA CAA ACT GCT CAG GAT AA-3´	
Nalp10 for	5´-CTA GAA ACA GCA CTG ACA TCT TCA TG-3´	71 bp
Nalp10 rev	5´-GCA GCC CCC ATC ATC ATC-3´	
Nalp11 for	5´-GTG CCG AGT CGC CAT CTT AT-3´	74 bp
Nalp11 rev	5´-GGA AGT CAC GCC CCT TGT C-3´	
Nalp12 for	5´-TGG AAG TCT CTC TTG TCA CTC CAA-3´	81 bp
Nalp12 rev	5´-CCA TGA GCC GGA ATT TCC T-3´	
Nalp13 for	5´-GAG CTG CCG ACC CTT TGA-3´	80 bp
Nalp13 rev	5´-GCC GAG GAC CAC TTT CCA T-3´	
Nalp14 for	5´-TCA GAA GGA CGC AGA GTA TGA AAA-3´	86 bp
Nalp14 rev	5´-TCA ACA TAT AGA ACA TAG CTG CAA AAA AC-3´	
Sonden für Real-time-PCR		MWG-Biotech AG
	Sondensequenzen	
Nalp2	5´-AGG ACA GGA GGG CCT ATT-3´	
Nalp3	5´-ACC CAT CCA CAA GAT CGT GAG AAA ACC C-3´	
Nalp4	5´-CGA ACC CGA TTC GGA TCT GTG-3´	
Nalp5	5´-CCA CCT GGA CAC GGC TGG CTG-3´	
Nalp6	5´-AGC GAG CAG TCA CTA CAG GAG CTT CAG G-3´	
Nalp7	5´-CGA TGG TGA TGA GCT GAA AGT CCC ACC T-3´	
Nalp7 neu	5´-CGA TGG CCT TGA TGA GCT GAA AGT CCC ACC T-3´	
Nalp8	5´-CCC ATT CCC TTT TCA TCC TCC TCC AC-3´	
Nalp9	5´-TGG AGG CAG CGG CAG CCA-3´	
Nalp10	5´-CTT ACG TCT CCA CCT TTC TGC CGC C-3´	
Nalp11	5´-CTG GAT CAC GTG TAC TGT CCT GAA GCG G-3´	
Nalp12	5´-AGA TCC CCA CCA AAC CTA CAG GGA CTA TGT C-3´	
Nalp13	5´-CTT TCT TTT GAT GAA AAC ACT TCC CAA AAG GTC A-3´	
Nalp14	5´-TGC TAT GTG TTC ACC CAC CTT CAT GTT CA-3´	

4 Methoden

4.1 Zellkultur

4.1.1 Epithelzelllinien

Die Expression der zytosolischen Nalp2 bis 14 wurde in folgenden intestinalen Karzinomzelllinien bestimmt: HT29, CaCo2, T84 und SW480.
Sämtliche für die Kultivierung dieser Zelllinien anfallenden Arbeiten wurden in einer Sterilbank und mit entweder steril verpackten Einmalartikeln oder in einem Autoklaven bei 120°C sterilisierten Materialien durchgeführt. Ein Brutschrank mit einer Temperatur von 37°C, 10% CO_2 und einer relativen Luftfeuchtigkeit von 95% diente der Erzeugung des optimalen Wachstumsumfeldes.
Dabei wurden die Zellen in einer 75 cm^2 Zellkulturflasche mit jeweils 10 ml Medium gezüchtet. Das verwendete Low-Glucose-Medium (1 g Glucose/l) wurde aus DMEM (Dulbeccos Modified Eagle's Medium; 500 ml) unter Zusatz von 10% Fetalem Kälberserum (50 ml), 1% Natriumpyruvat (5 ml) und 1% Nichtessentiellen Aminosäuren (5 ml) hergestellt.
War der Flaschenboden konfluent bewachsen wurden die Zellen mit 10 ml sterilem PBS gespült. Anschließend wurde der Zellrasen zum Ablösen mit 5 ml 0,5%igem Trypsin (mit EDTA) für 2-3 min bei Raumtemperatur inkubiert. Nach dieser Zeit konnte das Trypsin abgesaugt und die Zellkulturflasche für weitere 10-14 min in den Wärmeschrank zur Ablösung gestellt werden.
Nach diesen Schritten konnte man die Zellen vom Boden abklopfen und abspülen, in 10 ml Medium resuspendieren und im Verhältnis 1:10 auf neue 75 cm^2 Zellkulturflaschen verteilen. Das Medium wurde 2-3 mal pro Woche gewechselt.

Methoden

HT29

Die HT29 Zelllinie – eine adhärent wachsende humane Kolonkarzinomzelllinie – wurde erstmals 1964 von J. Fogh aus dem Primärtumor einer 44-jährigen Frau isoliert[63].

HT29-Zellen ähneln in ihrem Differenzierungsgrad in Kultur Kolonozyten, undifferenzierten Zellen der Kryptenregion. Sie besitzen apikal Mikrovilli und große mit dunklen Granula gefüllte Mitochondrien, ein endoplasmatisches Retikulum mit freien Ribosomen, Fetttröpfchen und einigen primären, mehreren sekundären Lysosomen im Zytoplasma[64]. Die Kultivierung erfolgte unter den in Abschnitt 4.1.1 beschriebenen sterilen Bedingungen und mit den dort angegebenen Materialien.

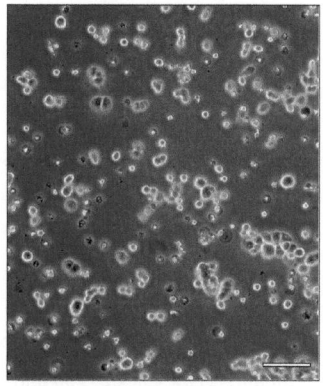

Abbildung 4.1 HT29-Zellen; low density; Balken 100 µm (bearbeitet nach [64])

CaCo2

CaCo2-Zellen wurden erstmals 1974 aus dem primären Kolonkarzinom eines 72-jährigen Mannes kaukasischer Abstammung isoliert und charakterisiert.

Trotz ihrer Immortalität hat diese Tumorzelllinie die Fähigkeit auf Oberflächen anzuwachsen und dabei einen konfluenten, einschichtigen Zellverband zu bilden, der morphologische und physiologische Ähnlichkeit zum normalen Dünndarmepithel des Menschen aufweist.

Untersuchungen zeigten, dass diese Zelllinie für das Darmepithel typische Eigenschaften wie eine polare Differenzierung, Ausbildung einer hochprismatischen Zellgestalt sowie von Tight Junctions, Desmosomen und Mikrovilli aufweist[65,66]. Die Kultivierung erfolgte wie in Abschnitt 4.1.1 beschrieben.

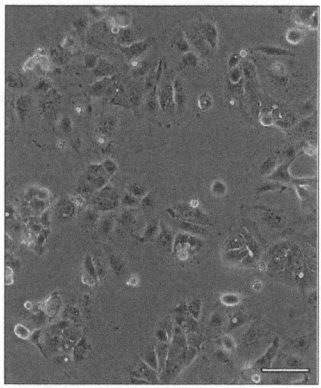

Abbildung 4.2 CaCo2-Zellen; low density; Balken 100 µm (bearbeitet nach [64])

T84

Die T84 Zelllinie ist eine transplantable humane Karzinomzelllinie, die aus einer Lungenmetastase eines primären Kolonkarzinoms eines 72 Jahre alten Mannes isoliert werden konnte.
Zur Kultivierung dieser Zellen wurde abweichend zu Punkt 4.1.1 ein RPMI Medium mit Zusatz von 10% Fetalem Kälberserum verwendet. Gesplittet wurden sie bis maximal 1:4.

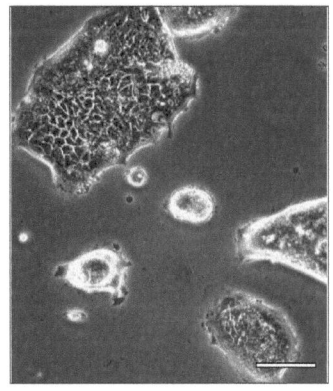

Abbildung 4.3 T84-Zellen; low density; Balken 100 µm (bearbeitet nach [64])

SW480

SW480-Zellen sind humane kolorektale Adenokarzinomzellen, die erstmals aus einem wenig differenzierten Primärtumor Tumor eines 50-jährigen Mannes (Grad 4, Duke B) isoliert wurden[67]. Sie wachsen adhärent einschichtig, mit apikal ausgeprägtem Mikrovillibesatz.
Diese Zelllinie wurde in RPMI Medium mit 10% Fetalem Kälberserum und 1% Nichtessentiellen Aminosäuren im Brutschrank kultiviert. Gesplittet wurden sie im Verhältnis 1:5.

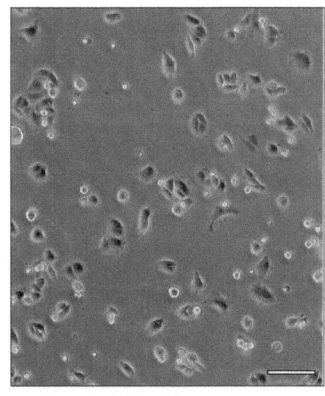

Abbildung 4.4 SW480-Zellen; low density; Balken 100 µm (bearbeitet nach [64])

Methoden

4.1.2 Isolation primärer humaner intestinaler Epithelzellen

Sofort nach der chirurgischen Resektion wurde mit der Isolation der primären humanen Epithelzellen begonnen, um den Anteil der bereits zu Beginn der Präparation abgestorbenen Zellen so gering wie möglich zu halten. Das Resektat wurde mit Papiertüchern grob von Fäkalspuren gereinigt und in PBS gründlich gewaschen. Mit Hilfe von Pinzette und Schere wurde die Mukosa von der Muskularis getrennt und nochmals mit PBS gespült. Die Mukosa wurde dann in 10 ml PBS und 1 mM Dithiothreitol (DTT) bei 37°C 15 min geschüttelt, um den Schleim abzulösen. Das DTT wurde nach der 15 minütigen Inkubation mit PBS abgespült und restlicher Schleim abgetrennt. Die Mukosa wurde in 10 ml Hank's Balanced Salt Solution (HBSS) und 2 mM Ethylendiamin-Tetraacetat (EDTA) für 15 min bei 37°C geschüttelt (225 rpm). Zum Ablösen der Kolonkrypten, in denen jeweils ca. 150-250 Epithelzellen aufgereiht sind, wurde das Mukosaresektat mehrmals in 10 ml PBS jeweils 15 sek gevortext, bis alle Krypten abgelöst und das PBS klar war. Die erste Fraktion an Krypten wurde verworfen, die darauf folgenden Fraktionen vereinigt, 10 min bei 700 rpm abzentrifugiert und zweimal mit Medium gewaschen. Das erhaltene Pellet wurde in 15 ml Quantum 286 suspendiert. Das verwendete Quantum 286 Medium wurde, um ein mögliches Kontaminationswachstum von Bakterien zu unterdrücken, mit 1% Penicillin/Streptomycin (Stocklsg.: 10 mg/ml) und 0,1% Gentamycin (Stocklsg.: 50 mg/ml) versetzt.

4.1.3 Stimulation primärer humaner intestinaler Epithelzellen

Zur Vorbereitung der Millipore Zelleinsätze wurde die Membran dieser mit 70% Ethanol befeuchtet und mit PBS (ohne Mg^{2+} und Ca^{2+}) kräftig gespült. In jeden 6-Well Einsatz wurde je eine Mischung aus 100 µl Kollagen A und 100 µl PBS (mit Ca^{2+} und Mg^{2+}) zum Coaten des Millipore Einsatzes pipettiert, auf 400 µl PBS in eine 6-Well Platte gesetzt und mindestens 20 min bei 37°C inkubiert. Danach wurden je 200 µl Kryptensuspension auf den Millipore Einsätzen ausgesät und das PBS aus den Wells abgesaugt. In jedes Well wurde anschließend 1 ml Epithelzellmedium gegeben. Hierauf erfolgte der eigentliche Versuch mit verschiedenen Konzentrationen von MDP, dem kleinsten bioaktiven Produkt der Hydrolyse einer Bakterienzellwand, das als Ligand für NOD2/NALP3 fungierend das NALP3 Inflammasom noch aktiviert[45,52] und dem synthetisch hergestellten Lipopeptid Pam3Cys, einem Liganden für den membranständigen Rezeptor TLR2, einem Mitglied der Toll-like Rezeptorfamilie, die Expression der Zielgene in den primären Darmepithelzellen zu beeinflussen (siehe Tabelle 4.1).

Methoden

MDP	Pam3Cys	MDP + Pam3Cys
100 µg/ml	100 ng/ml	100 µg/ml + 100 ng/ml
	500 ng/ml	100 µg/ml + 500 ng/ml

Tabelle 4.1 Auflistung der verschiedenen Konzentrationen der eingesetzten Stimulantien zur Inkubation primärer IEZ

Da in Monozyten sowohl ein synergistischer als auch ein antagonistischer Effekt zwischen MDP vermittelter Entzündungsinitiation und TLR2 Signalling beschrieben wurde, und eine Untersuchung, ob dieses Cross-Signalling auch in IEZ bei der Produktion von pro-IL-1β und IL-8 eine Rolle spielt, nicht durchgeführt wurde, wurde auch eine Kombination aus beiden Stimulantien getestet. Die Epithelzellen wurden dann bei 37°C für 8 h inkubiert. Das verwendete Epithelzellmedium bestand wiederum aus Quantum 286, das mit 1% Penicillin/Streptomycin und 0,1% Gentamycin versetzt war.

4.1.4 Zellkulturstimulation

Für die Stimulationsversuche der HT29-Zellen ohne Vorstimulation mit Interferon γ wurde das bereits zur Kultivierung der Zellen eingesetzte Dulbeccos Modified Eagle´s Medium (DMEM) 1 g/l Glucose (unter Zusatz von 10% Fetalem Kälberserum (50 ml), 1% Natriumpyruvat (5 ml) und 1% Nichtessentiellen Aminosäuren (5 ml)) verwendet. Die Inkubation mit Interferon γ Vorstimulation wurde jeweils in Quantum 286 (mit 0,1% Gentamycin) als Kulturmedium durchgeführt.

Ohne Vorstimulation:

Hierzu wurden die HT29-Zellen nach konfluentem Bewuchs – wie in Abschnitt 4.1.1 dargestellt – in 75 cm^2 Kulturflaschen gesplittet. Da es sich bei diesen Zellen um adhärent wachsende Zellen handelt, wurde nach Aussaat etwa 8 h mit dem Stimulationsbeginn gewartet, bis alle Zellen sedimentiert waren und am Flaschenboden adhärierten. Danach wurden die entsprechenden Mengen an Stimulantien in das Medium gegeben (siehe Tabelle 4.2) und 24 h im Brutschrank bei einer Temperatur von 37°C, einer CO_2 Sättigung von 10% und einer relativen Luftfeuchtigkeit von 95% inkubiert.

MDP	100 µg/ml
Pam3Cys	500 ng/ml
MDP + Pam3Cys	100 µg/ml + 500 ng/ml

Tabelle 4.2 Auflistung der verschiedenen Konzentrationen der eingesetzten Stimulantien zur Zellkulturstimulation ohne Vorstimulation

Methoden

Zum Ablösen der Zellen wurde das Nährmedium aus den Zellkulturflaschen abgesaugt und die am Flaschenboden anhaftenden Zellen mit 350 µl RLT-Puffer (mit β-Mercaptoethanol) überschichtet. Anschließend wurden die sich nun lösenden Zellen mehrmals mit einer Pipette aufgezogen und abgeblasen, um sie komplett zu lösen und zu vereinzeln. In diesem Zustand konnten sie für die weitere Verarbeitung bei –20°C eingefroren werden.

Mit Vorstimulation:
Wenn die HT29-Zellen in den 75 cm^2 Zellkulturflaschen konfluent gewachsen waren, wurden sie, wie in Punkt 4.1.1 beschrieben, für die Stimulation auf 6-Well Platten vereinzelt. Zum Ablösen der Zellen vom Flaschenboden wurde hier jedoch Trypsin ohne EDTA verwendet. Abweichend zu 4.1.1 wurden die Zellen nicht wie beschrieben im Verhältnis 1:10, sondern 1:13 im Well zu einem Endvolumen von 2 ml ausgesät. Nach der Aussaat wurde wiederum circa 8 h mit dem Stimulationsbeginn gewartet, bis alle Zellen am Wellboden hafteten.

Die Stimulation wurde mit einer Vorstimulation der Zellen über 72 h mit 100 units INFγ (Stocklsg.: 200 000 units/ml) pro Well begonnen.

Nach diesen 72 h Vorstimulation wurden die Zellen über 72 h mit verschiedenen Konzentrationen von MDP und Pam3Cys stimuliert (siehe Tabelle 4.3).

MDP	Pam3Cys
100 µg/ml	500 ng/ml
10 µg/ml	100 ng/ml
1 µg/ml	10 ng/ml
100 ng/ml	
10 ng/ml	

Tabelle 4.3 Auflistung der verschiedenen Konzentrationen der eingesetzten Stimulantien zur Zellkulturstimulation mit Vorstimulation

Zur Kontrolle des Stimulationserfolges diente eine MDP Kontrolle, mit der die Zellen eines Wells in einer Konzentration von 100 µg/ml inkubiert wurden. Diese MDP Kontrolle entsprach der Negativkontrolle des Stimulationsversuchs.

Abgelöst wurden die Zellen durch Absaugen des Nährmediums und Überschichtung mit 350 µl RLT-Puffer (mit β-Mercaptoethanol), in dem sie mehrmals mit einer Pipette aufgezogen und abgeblasen wurden.

Methoden

4.2 Nukleinsäuretechniken

4.2.1 Gesamt-RNA-Isolation

Die Isolation der Gesamt-RNA aus Zelllysaten erfolgte mit dem RNeasy®Mini Kit der Firma Qiagen. Die Zellen wurden dazu abtrypsiniert, zentrifugiert und der Überstand abgenommen und verworfen. Das Zellpellet wurde mit 350-600 µl RLT-Puffer (mit β-Mercaptoethanol) durch mehrmaliges auf- und abpipettieren lysiert. Um die Viskosität des Lysats zu reduzieren und die RNA-Ausbeute zu steigern, wurden die Zellen wiederholt durch eine 20 Gauge Kanüle gezogen. Die Zelllysate konnten nun bis zur eigentlichen RNA-Isolation 2 Wochen lang bei $-80°C$ gelagert werden. Um die RNA zu isolieren wurden die Lysate aufgetaut und mit dem gleichen Volumen (350-600 µl) an 70%igem Ethanol in DEPC-Wasser durch auf und abziehen in einer Pipette vermischt, auf eine RNeasy®Mini Säule aufgetragen und bei 13 000 rpm für 15 sek zentrifugiert. Um Verunreinigungen mit genomischer DNA zu vermeiden, wurde ein zusätzlicher DNA-Verdau durchgeführt. Dazu wurden 70 µl RDD-Puffer und 10 µl DNAse auf die Säule aufgetragen und für 15 min bei Raumtemperatur inkubiert. Danach folgte ein Waschschritt, in dem 700 µl RW1-Puffer auf die Säule aufgegeben wurde. Nach Abzentrifugieren mit 13 000 rpm für 15 sek wurde die Säule in ein neues Auffangröhrchen überführt und zweimal mit 500 µl RPE-Puffer gewaschen. Die RNA wurde mit 30-50 µl RNAse-freiem Wasser bei 10 000 rpm für 1 min eluiert.

4.2.2 RNA-Konzentrationsbestimmung

Die RNA-Konzentration der Proben wurde mittels RiboGreen® Quantitation der Firma Molecular Probes gemessen. Der mitgelieferte 20-fach TE-Puffer (200 mM Tris-HCl, 20 mM EDTA, pH 7,5, in DEPC-Wasser) wurde mit Nuklease-freiem Wasser 20-fach verdünnt. Dieser 1-fach TE-Puffer wurde verwendet, um den ribosomalen RNA-Standard (16S und 23S rRNA aus E. coli) 1:50 auf eine Konzentration von 2 µg/ml und den RiboGreen für einen high range assay 1:200 zu verdünnen. Außerdem wurden mit ihm pro Probe je drei Verdünnungen (1:400, 1:800 und 1:1 600) erstellt.
Für die Fluoreszenzmessung wurde eine 96-Well Platte benutzt. Diese wurde mit einer Verdünnungsreihe des Standards und den verschiedenen Verdünnungen der Proben mit je 100 µl befüllt. Auf jedes dieser Wells wurde im Folgenden ein Volumen von 100 µl des vorher verdünnten RiboGreen Farbstoffs gegeben (siehe Tabelle 4.4). Nach einer 2-3-minütigen Inkubationszeit bei Raumtemperatur wurde die Platte im Spectrafluor Plus vermessen.

Methoden

Well	1-fach TE-Puffer (µl)	Volumen (µl) des RNA-Stocks (2 µg/ml)	200-fach verdünnter RiboGreen (µl)	RNA-Konzentration im RiboGreen Assay
1	0	100	100	1 µg/ml
2	25	75	100	750 ng/ml
3	50	50	100	500 ng/ml
4	75	25	100	250 ng/ml
5	90	10	100	100 g/ml
6	98	2	100	20 g/ml
7	100	0	100	blank

Tabelle 4.4 Wellbefüllung für die RNA-Konzentrationsbestimmung

4.2.3 RT-PCR

Zum Nachweis spezifischer mRNA in den verschiedenen Zelllinien und primären Darmepithelzellen wurde nach der mRNA-Isolation eine RT-PCR durchgeführt.

Dazu wurde die mRNA zunächst in cDNA umgeschrieben. Dies geschah mit dem Reverse Transcription System der Firma Promega. Pro Ansatz wurde 1,0 µg der erhaltenen mRNA umgeschrieben. Den Ansatz für die Reverse Transkription zeigt Tabelle 4.5.

Die mRNA wurde zunächst ohne Zugabe von Reverser Transkriptase und RNAse Inhibitor für 10 min bei 70°C inkubiert. Danach wurden die restlichen beiden Komponenten zugegeben und eine 15-minütige Inkubation bei 42°C durchgeführt, gefolgt von einer 5-minütigen Inkubation bei 99°C. Die so hergestellte cDNA konnte bei −20°C eingefroren werden.

RNA	9,9 µl
$MgCl_2$	4,0 µl
Oligo (dTs)	1,0 µl
dNTPs	2,0 µl
10-fach Puffer	2,0 µl
Reverse Transkriptase	0,6 µl
RNAse Inhibitor	0,5 µl

Tabelle 4.5 Ansatz für Reverse Transkription

4.2.4 Polymerse Kettenreaktion (PCR)

Die PCR ist ein Amplifikationsverfahren mit deren Hilfe man Nukleotidsequenzen exponentiell amplifizieren kann. Das Reaktionsprinzip der PCR entspricht der Replikation der DNA in der Zelle: eine DNA-Polymerase ermöglicht eine zyklische Reaktionsfolge, in der neue DNA an einer vor-

Methoden

handenen Nukleinsäure-Matrize entsteht. Für die PCR wird eine lineare oder zirkuläre Matrize benötigt, deren Sequenz am 5'- und am 3'-Ende bekannt ist, damit zwei Oligonukleotid-Primer bestimmt werden können, die diese Region flankieren. Durch die thermisch stabile Taq-Polymerase wird der DNA-Abschnitt zwischen diesen beiden Primern amplifiziert. Die PCR-Reaktion setzt sich aus den folgenden Schritten zusammen (siehe Abbildung 4.5):

1. Aufschmelzen der DNA-Doppelstränge im DNA-Template (Denaturierung bei 94°C)
2. Hybridisierung der Primer an die DNA-Matrize bei der berechneten Annealing-temperatur (Annealing)
3. Synthese des Komplementärstrangs bei 72°C (optimale Synthesetemperatur der Taq-Polymerase) (Elongation)

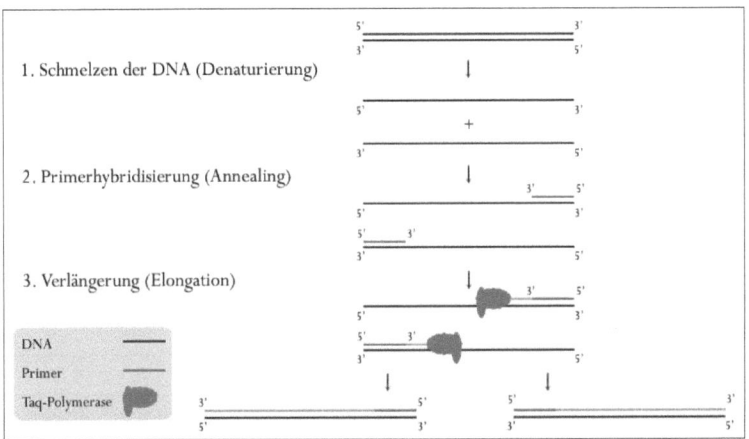

Abbildung 4.5 Schrittweiser Ablauf einer PCR

Diese 3 Schritte werden in aufeinander folgenden Zyklen alternierend durchlaufen. Dabei wird der DNA-Abschnitt zwischen den Primern 2^n-fach (n = Zyklenzahl) amplifiziert. Nach Beendigung des letzten Zyklus erfolgt eine Inkubation bei 72°C, um der weniger aktiven Taq-Polymerase ein Fertigstellen der zuletzt synthetisierten Stränge zu ermöglichen.

Um jeweils gleichbleibende Bedingungen für mehrere Proben zu gewährleisten, wird ein entsprechender PräMix für die jeweiligen Reaktionsansätze vorbereitet. Exemplarisch wird die Zusammensetzung eines 50 µl Ansatzes beschrieben, wobei er für andere Volumina vervielfacht werden kann. Dazu wurden die in Tabelle 4.6 aufgeführten Komponenten aus dem HotStarTaq™-

Methoden

Master Mix der Firma Qiagen, der bereits die HotStarTaq-Polymerase und die dNTPs (je 2,5 mM) im Master Mix beinhaltet, in ein dünnwandiges PCR-Reaktionsgefäß pipettiert.

	HT29: Nalp 2-5, 7-11, 14	HT29: Nalp 6, 12, 13	CaCo2: Nalp 2-14
cDNA (50 ng/µl)	10,0 µl	2,0 µl	10,0 µl
HotStarTaq™-Master Mix (20-fach)	25,0 µl	25,0 µl	25,0 µl
Oligonukleotid-Primer 1 (10 µM)	1,0 µl	1,0 µl	1,0 µl
Oligonukleotid-Primer 2 (10 µM)	1,0 µl	1,0 µl	1,0 µl
H$_2$O	13,0 µl	21,0 µl	13,0 µl

Tabelle 4.6 PCR PräMix Herstellung

Dieser 50 µl Reaktionsansatz wurde im Thermocycler unter den in Tabelle 4.7 beschriebenen Bedingungen inkubiert. Die grau unterlegten Schritte wurden hierbei entsprechend der verwendeten Zyklenzahl wiederholt.

	HT29: Nalp 2-5, 7-11, 14	HT29: Nalp 6, 12, 13	CaCo2: Nalp 2-14
Hitzeaktivierung der TaqPolymerase	94°C / 15 min	94°C / 15 min	94°C / 15 min
Denaturierung	94°C / 45 sek	94°C / 45 sek	94°C / 45 sek
Annealing	48°C / 30 sek	58°C / 30 sek	48°C / 30 sek
Elongation	72°C / 30 sek	72°C / 30 sek	72°C / 30 sek
Komplettierung der Elongation	72°C / 2 min	72°C / 2 min	72°C / 2 min
Kühlung	4°C / ∞	4°C / ∞	4°C / ∞
Zyklenzahl	40	50	40

Tabelle 4.7 Amplifikationsbedingungen der Thermocycler PCR

4.2.5 Gelelektrophorese

Bei der qualitativen Auftrennung von DNA-Molekülen macht man sich ihre unterschiedliche Größe, d.h. Länge ihrer Basensequenz zunutze. Das verwendete Agarose-Gel dient dabei als Filter, der je nach Größe – und damit auch molekülgrößenspezifischen negativen Gesamtladung der DNA-Doppelhelix – aufgetragene DNA-Moleküle unterschiedlich weit befördert. Diese Ladung entsteht

Methoden

durch die unter physiologischen Bedingungen deprotonierten Phosphatgruppen des Rückgrats, welche die DNA-Fragmente im elektrischen Feld wandern lässt. Dabei ist die elektrophoretische Mobilität umgekehrt proportional zum Logarithmus der Anzahl ihrer Basen.

Zum Auftrennen von DNA wurden in Abhängigkeit von der Größe der Fragmente 1,2-2,0%ige Fertig-Agarosegele der Firma Invitrogen verwendet. Dazu wurde jede Geltasche mit 10 µl aufzutrennender DNA befüllt. Als Größenstandard wurde parallel eine Probe mit DNA-Fragmenten bekannter Länge und Konzentrationen mitgeführt, mit der auch eine grobe Quantifizierung der DNA-Menge pro Bande möglich war. Die Auftrennung erfolgte in einer Gel Kammer für Fertiggele der Firma Invitrogen über 30 Minuten.

Durch das im Gel vorhandene fluoreszierende Ethidiumbromid, das sich in die DNA-Fragmente interkalierte, konnten die einzelnen Banden nach Auftrennung auf einem UV-Transilluminator sichtbar gemacht und photographiert werden.

4.2.6 Quantitative PCR (Taqman® PCR)

Die NALP DNA-Fragmente wurden mittels spezifischer Primer amplifiziert. Innerhalb der Primer lag der Bindebereich einer genspezifischen Sonde, die an ihrem 5'-Ende kovalent an einen Reporter-Farbstoff gebunden war. Bei den Primern für die 13 untersuchten NALPs war dies 6-FAM, für das house-keeping-Gen GAP-DH VIC. Am 3'-Ende der Sonde war der Quencher-Farbstoff TAMRA (6-Carboxy-Tetramethyl-Rhodamin) kovalent gebunden. Die Primer wurden mit Hilfe der Primer Express 2.0 Software (PE Applied Biosystems) ermittelt und durch die Firma MWG Biotech synthetisiert.

Eine Reaktion wurde in einem Volumen von 20 µl durchgeführt, wobei für jede Probe eine 3-fache Bestimmung durchgeführt wurde. Die Volumina der einzelnen Komponenten eines 1-fachen Ansatzes sind aus Tabelle 4.8 ersichtlich.

ABI Taqman®-Mix (20-fach)	10,0 µl
Primer for (18 µM)	1,0 µl
Primer rev (18 µM)	1,0 µl
Sonde (5 µM)	1,0 µl
GAPDH	1,0 µl
cDNA (50 ng/µl)	1,0 µl
H$_2$O	5,0 µl

Tabelle 4.8 Herstellung eines 1-fach PCR Ansatzes

Methoden

Die Proben-Ansätze wurden auf eine 384-Well Platte aufgetragen und mit dem ABI PRISM 7700 Sequence Detection System (PE Applied Biosystems) gemessen. Die Amplifikationsbedingungen zeigt Tabelle 4.9.

50°C	2 min	
95°C	10 min	
95°C	15 sek	} 50 Zyklen
60°C	1 min	

Tabelle 4.9 Amplifikationsbedingungen der PCR

Das Prinzip der Quantitativen PCR (Taqman® PCR) liegt in der spezifischen Bindung der beiden Primer und einer dazwischen liegenden Sonde an ausgewählten DNA-Abschnitten begründet. Der Farbstoff an der Sonde leuchtet dabei durch die räumliche Nähe zu seinem Quencher nicht auf. Durch die 5'-Exonucleaseaktivität der Polymerase wird die Sonde abgebaut und der Quencher kann durch die räumliche Trennung das Leuchten des Farbstoffs nicht mehr unterdrücken (siehe Abbildung 4.6). Diese Zunahme des freien Farbstoffs wird gemessen, was die Berechnung der relativen Menge der in der Probe vorhandenen cDNA ermöglicht.

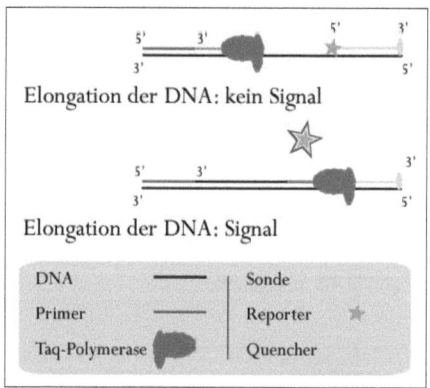

Abbildung 4.6 Schematische Darstellung des Prinzips der quantitativen PCR

Die während der 50 Zyklen freiwerdende Menge des Reporter-Farbstoffs wurde mittels der Sequence Detector Software SDS 2.1 (PE Applied Biosystems) gemessen. Die Fluoreszenz wurde gegen die Zyklenzahl aufgetragen. In der exponentiellen Phase der Kurve wurde ein Detektionsschwellenwert für die Fluoreszenz ermittelt und die Zyklusnummer (Ct) daraus errechnet. Bei

Methoden

der in dieser Arbeit verwendeten relativen Quantifizierung wird die Expression des Zielgens mit der eines nicht regulierten ubiquitär vorkommenden house-keeping-Gens normalisiert.

Die Berechnung des Expressionsunterschieds (Ratio, entspricht einer Mehr- (>1) oder Minderexpression (<1) im Vergleich zur Kontrolle) nach Stimulation wurde über die sog. ΔΔCt Methode durchgeführt. Mit dieser Methode wurde für jede untersuchte Probe der Ct-Wert des Referenzgens vom Ct-Wert des zu untersuchenden Gens abgezogen. Nach dieser Normierung wurde vom so erhaltenen ΔCt-Wert der experimentell behandelten Proben der ermittelte ΔCt-Wert der unbehandelten Kontrolle abgezogen (ΔCt). Somit hat man den sog. ΔΔCt berechnet.

Der relative Expressionsunterschied der Probe zwischen der Behandlung und der Kontrolle (Ratio), normalisiert zum Referenzgen und bezogen auf eine Standardprobe, errechnet sich dann nach der Formel $2^{-\Delta\Delta Ct}$.

Rechenweg der ΔΔCt Methode:
ΔCt = Ct Zielgen – Ct Referenzgen
ΔΔCt = ΔCt Behandlung – ΔCt Kontrolle
Ratio = $2^{-\Delta\Delta Ct}$

Für die Überprüfung der errechneten Daten hinsichtlich ihrer Signifikanz wurde der Mann-Whitney Rank Sum Test angewendet. Als statistisch signifikant galt vereinbarungsgemäß ein errechneter Wert von $p \leq 0{,}05$.

Ergebnisse

5 Ergebnisse

Die intestinale Schleimhaut stellt die größte Kontaktfläche des menschlichen Körpers zu seiner Umwelt dar. Sie ist nicht nur Ort des Ionentransports[8], der Nahrungsmittelaufschlüsselung und -aufnahme. Das Epithel fungiert auch als Schutz gegen Verdauungsenzyme, Nahrungsantigene und Mikroorganismen. Dabei stellt die Barrierefunktion in Form von Tight Junctions zwischen den Darmepithelzellen eine wichtige, aber nicht die einzige Möglichkeit zur Abwehr dar. Die Epithelzelle nimmt bei Inkontaktkommen mit immunologisch wirksamen Substanzen aktiv am Immunprozess teil, indem sie Informationen über den Darminhalt an benachbartes mukosa-assoziiertes lymphatisches Gewebe (mucosa associated lymphoid tissue, MALT) weitergibt. Auch werden in ihnen inflammatorisch wirksame Zytokine[8] wie IL-1β und IL-18 gebildet. Dabei spielt die Bildung des intrazellulär gelegenen Inflammasom-Komplexes eine entscheidende Rolle. Dieses Inflammasom besteht aus mehreren Komponenten[45], die sich in Folge eines extrazellulären Stimulus zusammenlagern und die Bildung von IL-1β, IL-18 und IL-33 fördern[44]. Die Expression und Regulation von Bestandteilen – der NALPs – dieses Proteinkomplexes wurde in der vorliegenden Arbeit in verschiedenen Zelllinien untersucht.

5.1 Qualitative NALP-Expressionsuntersuchung in HT29- und CaCo2-Zellen

In HT29- und T84-Zellen konnte IL-1β, was durch Caspase-1 Tätigkeit aus pro-IL-1β prozessiert wird, bereits nachgewiesen werden[8]. Da in diesem Aktivierungsprozess das NALP1 und NALP2/3 Inflammasom eine zentrale Rolle einnehmen, konnte vermutet werden, dass Proteinkomponenten des jeweiligen Inflammasoms und damit auch die beteiligten NALPs in diesen Zellen vorhanden sind. Außerdem ist eine Aktivierung der Caspase-1 durch NALP6 und 12 bekannt[46], was die mRNA-Expression dieser Proteine in Zellen der HT29 und T84 Zelllinie wahrscheinlich macht.
Da die NALP1-Expression bereits von mehreren Gruppen in verschiedensten Geweben untersucht und nachgewiesen werden konnte[47], und eine in vitro Aktivierung des bekannten NALP1 Inflammasoms zu Beginn der Arbeit nur unveröffentlichten Daten zufolge mit MDP gelungen sein soll[52], beschränkte ich mich in der vorliegenden Arbeit auf die Untersuchung der Expression und Regulation von NALP2 bis 14. Anfangs sollte die Expression dieser Proteine in Darmepithelzellen unter-

Ergebnisse

sucht werden. Die hierzu verwendeten Zelllinien waren HT29 und CaCo2. Die Primer für diese qualitative Untersuchung wurden mit Hilfe der Primer Express 2.0 Software ermittelt. Als Auswahlkriterien zur Primererstellung dienten:

GC-Gehalt:	40-70%
Länge der Primer:	17-22 Basen
Amplikonlänge:	411 bp-501 bp
Aufreinigung mittels GSF	

Um die Expression von NALP2 bis 14 auf mRNA-Ebene qualitativ nachzuweisen wurde aus Zellkulturen der entsprechenden Zelllinie mRNA isoliert und mit Hilfe des Prinzips der RT-PCR in cDNA umgeschrieben. Die so entstandene cDNA wurde zur Amplifikation des gewünschten cDNA-Fragments mit den entsprechenden Primern in die Polymerase Kettenreaktion eingesetzt. Als

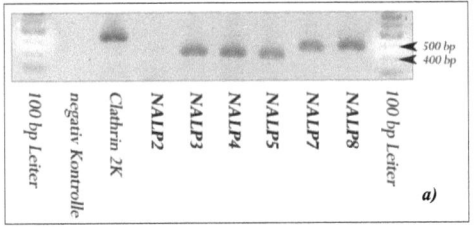

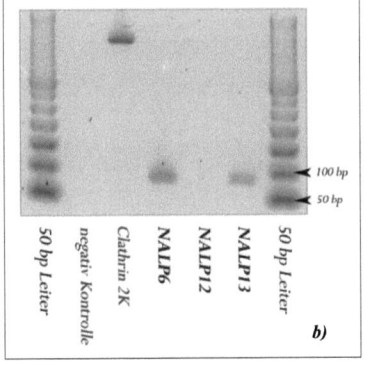

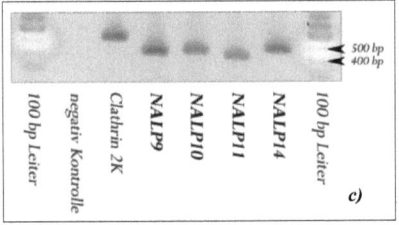

Abbildung 5.1a)-c)
Agarosegelelektrophorese:
NALP PCR Produkte der HT29 Zelllinie

a) 1,2%iges Agarosegel
Nachweis von NALP3, 4, 5, 7 und 8;
fehlender Nachweis von NALP2

b) 2%iges Agarosegel
Nachweis von NALP6 und NALP13;
fehlender Nachweis von NALP12

c) 1,2%iges Agarsegel
Nachweis von NALP9, 10, 11 und 14

house-keeping-Gen für die Amplifikationsschritte wurde Clathrin 2K gewählt, was eine Amplikonlänge von 550 Basenpaaren besitzt. Clathrin, das ubiquitär in jeder Zelle vorkommt, ist ein Trimer, das an der Einstülpung von Zellmembranen und der Bildung von Endozytosevesikeln beteiligt ist.

Ergebnisse

Die durch PCR entstandenen cDNA-Fragmente wurden mittels Gelelektrophorese getrennt und konnten unter UV-Beleuchtung sichtbar gemacht und photographiert werden.

Die Abbildung 5.1a)-c) zeigen das Ergebnis der gelelektrophoretischen Auftrennung der PCR Produkte, die unter Verwendung von HT29 cDNA amplifiziert werden konnten. Wie ersichtlich konnte in diesen Zellen cDNA von NALP3, 4, 5, 6, 7, 8, 9, 10, 11, 13 und 14 nachgewiesen werden. NALP2 sowie NALP12 wurde qualitativ nicht detektiert. Auch nach mehrmaliger Wiederholung der PCR unter jeweils wechselnden Bedingungen und anschließender Elektrophorese gelang der Nachweis dieser NALPs nicht. Da in CaCo2-Zellen der qualitative Nachweis von NALP2 cDNA mit demselben auch für HT29-Zellen verwendeten Primer positiv ausfiel, kann ein Defekt oder eine falsche Wahl dieses ausgeschlossen werden.

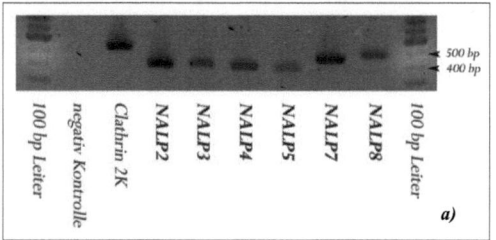

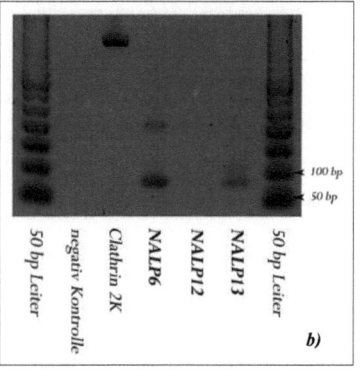

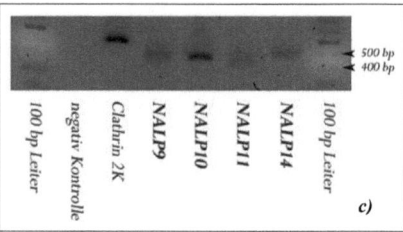

Abbildung 5.2a)-c)
Agarosegelelektrophorese:
NALP PCR Produkte der CaCo2 Zelllinie

a) 1,2%iges Agarosegel
Nachweis von NALP2, 3, 4, 5, 7 und 8

b) 2%iges Agarosegel
Nachweis von NALP6 und NALP13;
fehlender Nachweis von NALP12

In der zweiten untersuchten Zelllinie, den CaCo2-Zellen, ließen sich die amplifizierten cDNA-Fragmente von NALP2, 3, 4, 5, 6, 7, 8, 9, 10, 11, 13 und 14 nachweisen (siehe Abbildung 5.2a)-c)). NALP12, das in den HT29-Zellen nicht nachweisbar war, wurde hier ebenfalls nicht gefunden, wohingegen sich cDNA des in den HT29-Zellen qualitativ nicht detektierbaren NALP2 in den untersuchten CaCo2-Zellen belegen ließ.

Ergebnisse

5.2 Quantitative NALP-Expressionsuntersuchung

5.2.1 Primervalidierung

Um die Expressionsuntersuchung mit optimaler PCR-Effizienz durchführen zu können, mussten die Taqman® Primer zunächst validiert werden. Die dazu verwendete Verdünnungsreihe der jeweiligen cDNA-Probe bestand aus den cDNA-Konzentrationen 15 ng/µl, 20 ng/µl, 30 ng/µl, 50 ng/µl und 75 ng/µl. Diese Verdünnungsreihe wurde zusammen mit den Primern des house-keeping-Gens – hier GAP-DH – und den zu untersuchenden Primern in einer quantitativen PCR untersucht. Die jeweils eingesetzte Menge an cDNA wurde als logarithmische Funktion gegen die Zyklenzahl bis zum Erreichen eines Schwellenwerts (Ct-Wert) aufgetragen. Durch Verbinden der erhaltenen Messpunkte entstand eine Gerade mit der Steigung „m". Die Effizienz der PCR berechnete sich nach der Formel $E = 10^{[-1/m]}$.

Diese sollte optimalerweise bei 1 bzw. 100% liegen, es können aber bei dieser Art der Effizienzberechnung durchaus Effizienzen von 2 oder darüber berechnet werden, was theoretisch nicht plausibel ist und als Ungenauigkeit dieser Validierungsmethode interpretiert werden muss[68]. Beim Vergleich der Effizienzen von GAP-DH und der Probe sollte der Unterschied so gering wie möglich sein, um eine nahezu identische Expression der Zielgene in der zu untersuchenden Zelle gewährleisten zu können.

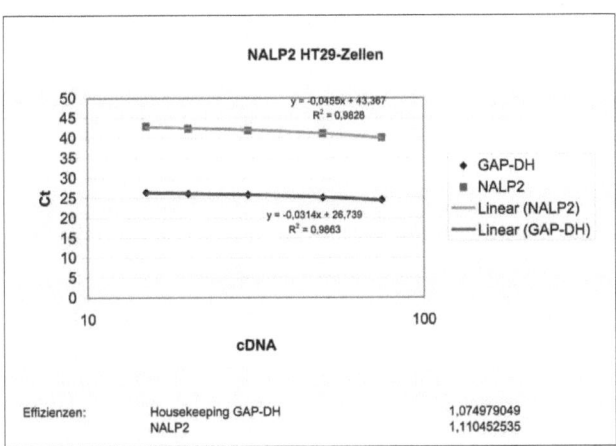

Abbildung 5.3 Primervalidierung NALP2: logarithmische Auftragung der jeweils eingesetzten cDNA Menge gegen die Zyklenzahl bis zum Erreichen des Schwellenwerts (Ct); diese Primerwahl bietet laut Effizienzberechnung (für GAP-DH (E = 107,5%) und NALP2 (E = 111,0%)) optimale Untersuchungsbedingungen

Ergebnisse

Für HT29-Zellen wurde hier exemplarisch nach der oben beschriebenen Methode die Effizienz zweier untersuchter Gene errechnet. Zum einen liegt diese mit 1,07 für GAP-DH und 1,11 für NALP2 (siehe Abbildung 5.3) jeweils sehr nahe an 1 bzw. 100% Wirkkraft, zum anderen besitzen die untersuchten Zielgene nahezu eine identische Effizienz, was für die Taqman® PCR nahezu optimale Bedingungen bedeutet.

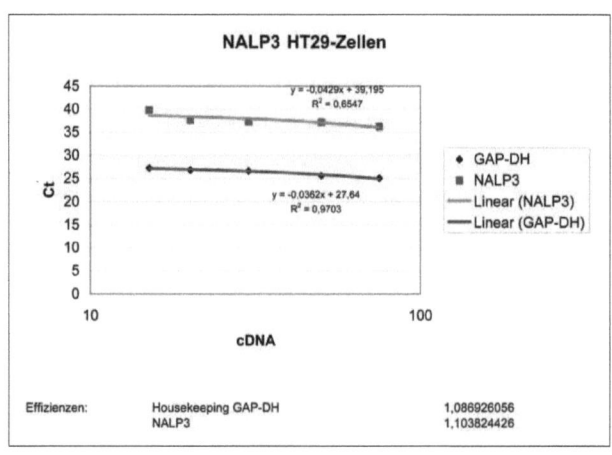

Abbildung 5.4 Primervalidierung NALP3: logarithmische Auftragung der jeweils eingesetzten cDNA Menge gegen die Zyklenzahl bis zum Erreichen des Schwellenwerts (Ct); diese Primerwahl bietet laut Effizienzberechnung (für GAP-DH (E = 108,7%) und NALP3 (E = 110,4%)) optimale Untersuchungsbedingungen

Für NALP3 weichen die Effizienzen ebenso nur minimal von 1 ab und unterscheiden sich kaum in ihrer Größe (siehe Abbildung 5.4). Auch dieser Primer bringt in einer Taqman® PCR optimale Ergebnisse.
Diese Validierung, die hier exemplarisch für NALP2 und NALP3 an HT29-Zellen aufgeführt ist, wurde für sämtliche verwendeten Taqman® Primer durchgeführt.

5.2.2 NALP-Expression in HT29-, CaCo2-, T84-, SW480- und primären IEZ

Um die Höhe der mRNA-Expression bestimmen zu können und die mRNA-Messungen der einzelnen Zellen quantitativ vergleichen zu können, wurde im Anschluss an die qualitative Untersuchung von HT29- und CaCo2-Zellen eine Untersuchung mittels quantitativer PCR durchgeführt. Dabei wurde die Messung der NALP-Expression von CaCo2- und HT29-Zellen zusätzlich auf SW480-,

Ergebnisse

T84-Zellen und primäre IEZ ausgeweitet. Die eingesetzte Menge an cDNA entsprach jeweils 50 ng/µl.

Die während den Zyklen der PCR freiwerdende Menge des fluoreszierenden Reporter-Farbstoffs wurde mit Hilfe eines Fluoreszenzdetektors gemessen. Die Fluoreszenz wurde gegen die Zyklenzahl aufgetragen. In der exponentiellen Phase der Kurve wurde ein Detektionsschwellenwert für die Fluoreszenz ermittelt und die an diesem Wert vorliegende Zyklusnummer (Ct) bestimmt.

Die folgenden beiden Abbildungen (Abbildung 5.5 und Abbildung 5.6) zeigen diese für die jeweiligen Zellen und verschiedenen NALPs gemessenen Ct-Werte tabellarisch und zur besseren Veranschaulichung in Diagrammform dargestellt.

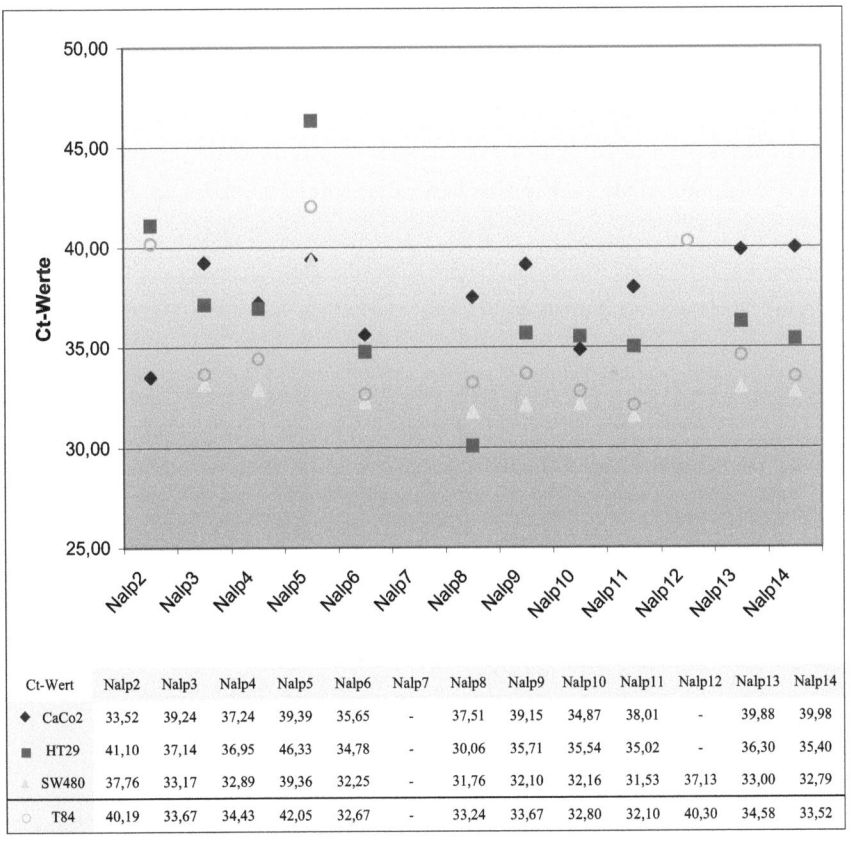

Ct-Wert	Nalp2	Nalp3	Nalp4	Nalp5	Nalp6	Nalp7	Nalp8	Nalp9	Nalp10	Nalp11	Nalp12	Nalp13	Nalp14
♦ CaCo2	33,52	39,24	37,24	39,39	35,65	-	37,51	39,15	34,87	38,01	-	39,88	39,98
■ HT29	41,10	37,14	36,95	46,33	34,78	-	30,06	35,71	35,54	35,02	-	36,30	35,40
▲ SW480	37,76	33,17	32,89	39,36	32,25	-	31,76	32,10	32,16	31,53	37,13	33,00	32,79
○ T84	40,19	33,67	34,43	42,05	32,67	-	33,24	33,67	32,80	32,10	40,30	34,58	33,52

Abbildung 5.5 PCR Ergebnisse: tabellarische und graphische Darstellung der NALP-Expressionswerte in Form ihrer gemessenen Ct-Werte für CaCo2-, HT29-, SW480- und T84-Zellen; entgegen den Ergebnissen der Gelelektrophorese wurde keine NALP7-Expression gemessen; NALP12 war lediglich in SW480- und T84-Zellen detektierbar

Ergebnisse

Die untersuchten Zelllinien zeigten unterschiedlich hohe Expressionsniveaus der NALPs. So fiel diese Messung in CaCo2-Zellen – mit Ausnahme der Werte für NALP2, 5 und 10 – über alle NALPs hinweg betrachtet und im Vergleich zu den anderen Zelllinien am niedrigsten aus. Hingegen konnten für SW480-Zellen die höchsten Expressionswerte der vermessenen Zelllinien ermittelt werden. Hier mit Ausnahme von NALP2, für das CaCo2-Zellen den maximalen Messwert zeigten und NALP8, das bei HT29-Zellen seinen Höchstwert hatte (siehe Abbildung 5.5). Für NALP5 zeigte sich in allen untersuchten Zelllinien eine nur sehr geringe Expression. NALP12, dessen Nachweis durch qualitative PCR mit anschließender Gelelektrophorese in HT29- und CaCo2-Zellen nicht gelang, war mit Hilfe dieses quantitativen Verfahrens ebenfalls nicht detektierbar. In T84- und SW480-Zellen gelang jedoch der Nachweis von NALP12. NALP7 war mit den verwendeten NALP7 Taqman® Primern in allen Zelllinien nicht nachweisbar, was sich aber nicht mit den Ergebnissen der Gelelektrophorese deckt. In den Stimulationsversuchen mit HT29-Zellen gelang der Nachweis von NALP7 mit neu erstellten Taqman® Primern (Nalp7 neu), weshalb angenommen werden muss, dass auch in T84-, SW480-, CaCo2- und primären IEZ NALP7 exprimiert wird. Es ist somit davon auszugehen, dass der erste Primersatz für NALP7 ein falsch negatives Ergebnis lieferte.

In einer weiteren Untersuchung wurde zum Vergleich des erhaltenen Expressionswertes der jeweils untersuchten Zelllinie dieser aus primären IEZ nicht entzündlich veränderter Darmabschnitte bestimmt.

Dazu wurden lediglich Zellen aus Colon-, Sigma- und Rektum-Resektionen verwendet. Die nachfolgende Tabelle 5.1 zeigt aufgeschlüsselt die verwendeten Resektate. Die Untersuchung bezog sich wiederum auf die Expression von NALP2 bis 14. Die eingesetzte Menge an cDNA entsprach jeweils 50 ng/µl.

Bezeichnung	Patientenalter	Resektionsdatum	Diagnose
pr. IEZ 1	40	21.09.2005	Rektum-CA
pr. IEZ 2	48	19.10.2005	Sigma elongatum / Rektumprolaps
pr. IEZ 3	80	21.10.2005	Colon transversum-CA
pr. IEZ 4	89	25.10.2005	Hemicolektomie rechts (V.a. CA)

Tabelle 5.1 Übersicht über die zur NALP-Expressionsuntersuchung verwendeten Resektate nicht entzündlicher primärer Darmepithelzellen

Ergebnisse

Die bei den untersuchten Zelllinien festgestellte niedrige Expression von NALP5 und NALP12 konnte bei den primären IEZ ebenfalls beobachtet werden. NALP12 war bei zwei Proben der primären Darmepithelzellen nicht nachweisbar. In sämtlichen primären IEZ wurde NALP2, 3, 4, 5, 6, 8, 9, 10, 11, 13 und 14 detektiert. Die mRNA-Expressionswerte der untersuchten NALPs zeigten im Vergleich zu denen der Zelllinien eine geringere Streuung der probenabhängigen Messergebnisse, was ursächlich auf die unterschiedlichen Differenzierungsgrade der verwendeten Zelllinien zurückzuführen ist.

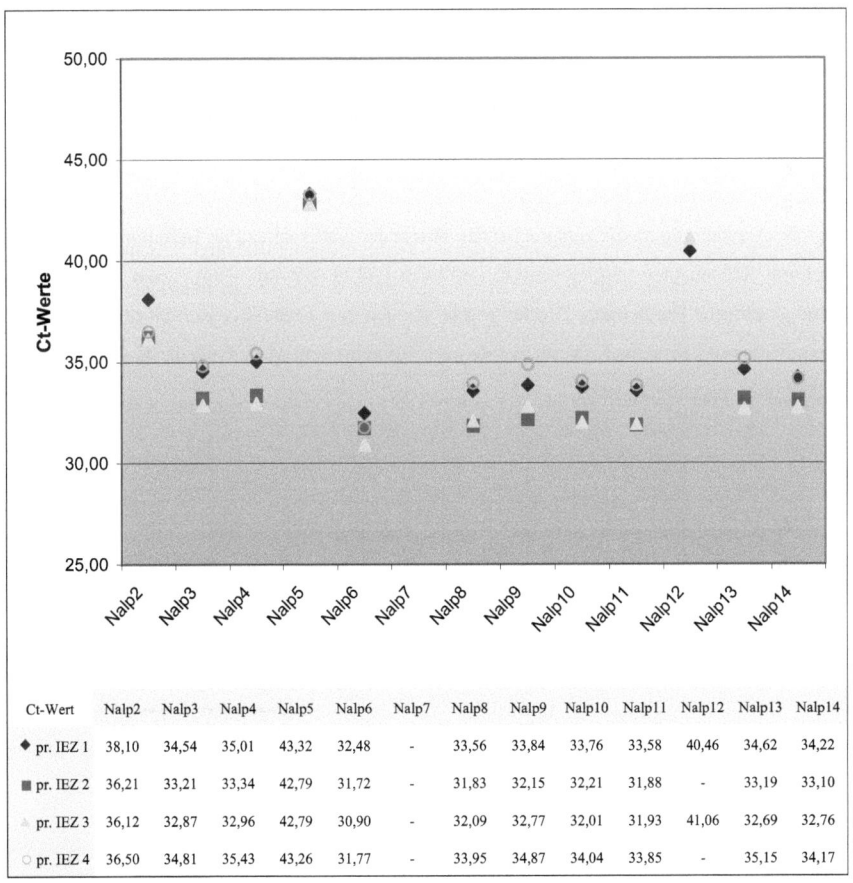

Ct-Wert	Nalp2	Nalp3	Nalp4	Nalp5	Nalp6	Nalp7	Nalp8	Nalp9	Nalp10	Nalp11	Nalp12	Nalp13	Nalp14
◆ pr. IEZ 1	38,10	34,54	35,01	43,32	32,48	-	33,56	33,84	33,76	33,58	40,46	34,62	34,22
■ pr. IEZ 2	36,21	33,21	33,34	42,79	31,72	-	31,83	32,15	32,21	31,88	-	33,19	33,10
pr. IEZ 3	36,12	32,87	32,96	42,79	30,90	-	32,09	32,77	32,01	31,93	41,06	32,69	32,76
○ pr. IEZ 4	36,50	34,81	35,43	43,26	31,77	-	33,95	34,87	34,04	33,85	-	35,15	34,17

Abbildung 5.6 PCR Ergebnisse: tabellarische und graphische Darstellung der NALP-Expressionswerte in Form ihrer gemessenen Ct-Werte für primäre IEZ; eine NALP7-Expression konnte nicht gemessen werden; NALP12 war lediglich in 2 Proben detektierbar

Ergebnisse

Dabei weisen CaCo2-Zellen eine sehr große morphologische und physiologische Ähnlichkeit zum normalen Dünndarmepithel auf[65,69]. Wichtige Merkmale sind hierbei die Ausbildung funktionsfähiger Tight Junctions, sowie die Expression von charakteristischen Enzymen und Transportsystemen. Ein wichtiger Unterschied zum Dünndarmepithel besteht aber im Fehlen der schleimproduzierenden Becherzellen.

Hingegen ähneln HT29-Zellen in ihrem Differenzierungsgrad Kolonozyten, undifferenzierten Zellen der Kryptenregion, die apikal Mikrovilli tragen und große mit dunklen Granula gefüllte Mitochondrien und ein endoplasmatisches Retikulum mit freien Ribosomen besitzen[64].

Die SW480 und T84 Zelllinie zeigen ebenfalls Ähnlichkeit zu Kolonozyten. Dabei zeichnen sich die Zellen der SW480 Zelllinie – wie auch die T84-Zellen – durch apikal gelegene Mikrovilli aus[67,70]. T84-Zellen bilden außerdem Thigt-Junctions und Desmosomen zwischen benachbarten Zellen aus.

Die Expressionswerte der NALPs in primären IEZ in Form der Mittelwerte ihrer Ct-Werte zeigen eine große Annäherung an die entsprechenden Werte der untersuchten, im Differenzierungsgrad am ehesten mit Kolonozyten vergleichbaren, Zelllinien (HT29, SW480, T84). Dazu zeigt Abbildung 5.7 eine graphische Darstellung. Hierfür wurde aus den vier Expressionswerten primärer IEZ Proben, ein Mittelwert berechnet. Dieser wurde im Diagramm dem Mittelwert der Kolonozyten ähnlichen Zelllinien gegenübergestellt.

Ergebnisse

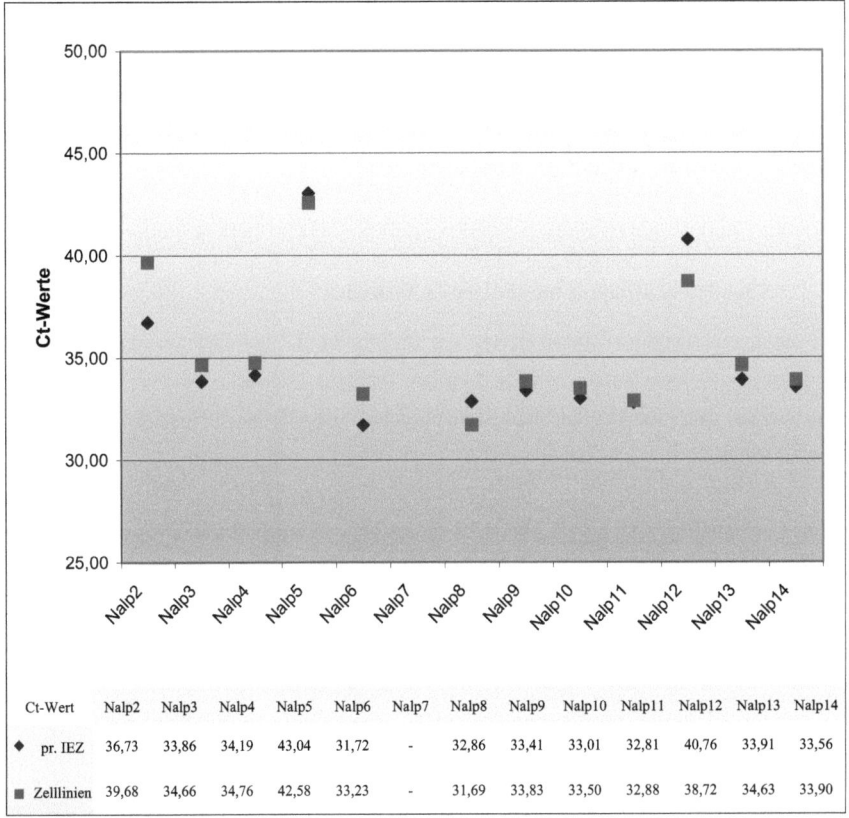

Abbildung 5.7 PCR Ergebnisse: tabellarisch und graphisch vergleichende Darstellung der NALP-Expressionsmittelwerte der Kolonozyten ähnlichen Zelllinien (HT29, SW480, T84) und der primären IEZ in Form der Mittelwerte ihrer Ct-Werte

Trotz der Annäherung dieses Mittelwertes der einzelnen gemessenen NALP-Expressionen der Kolonozyten ähnlichen Zelllinien an den der primären IEZ, sind NALPs – mit Ausnahme von NALP5, 8 und 12 – in Zelllinien (HT29, SW480, T84) geringfügig weniger exprimiert.

Dagegen weichen die mRNA-Expressionswerte der CaCo2-Zellen, die Ähnlichkeit zum normalen Dünndarmepithel aufweisen, von denen der übrigen Zelllinien ab. So zeigen – ausgenommen NALP2, 5 und 10 – CaCo2-Zellen jeweils die niedrigsten NALP-Expressionen, verglichen mit HT29-, SW480- und T84-Zellen.

An Hand dieses Ergebnisses lässt sich eine geringere mRNA-Expression der NALPs im Dünnarmepithel im Vergleich zum Dickdarmepithel vermuten.

Ergebnisse

5.3 Stimulationsversuche

Ergebnis dieser ersten Versuche war der mRNA-Nachweis von NALP2, 3, 4, 5, 6, 8, 9, 10, 11, 12, 13 und 14 in den Zelllinien CaCo2, HT29, SW480, T84 und primären IEZ. Besonderes Interesse galt nun der Frage ob und in welchem Maße diese Expression reguliert wird und welche Faktoren die NALP-Expression beeinflussen.

5.3.1 Stimulation primärer intestinaler Epithelzellen

Für die durchgeführten Stimulationsversuche wurden primäre IEZ von Patienten mit nicht entzündlichen Darmerkrankungen ausgewählt. Die folgende Tabelle 5.2 bezeichnet die verwendeten Resektate. Es wurden dabei zur Vergleichbarkeit der Ergebnisse gezielt nur Präparate von Rektum-CA Patienten untersucht.

Resektionsdatum	Diagnose
29.11.2005	Rektum-CA
07.12.2005	Rektum-CA
21.12.2005	Rektum-CA

Tabelle 5.2 Übersicht der zur Stimulation primärer IEZ verwendeten Resektate

Die gewonnenen Zellen wurden – wie in Abschnitt 4.1.3 beschrieben – über 8 h mit MDP, Pam3Cys und Kombinationen dieser beiden Substanzen inkubiert.
Abbildung 5.8a)-j) zeigt die nach diesen Inkubationsversuchen gemessenen Expressionswerte der jeweiligen NALPs. Die Box Plot Darstellung gibt die für jedes NALP und jedes verwendete Stimulationsagens bzw. jede Stimulationskonzentration gemessene Veränderung der Expression im Vergleich zur nicht behandelten Kontrollzellkultur wieder.
Bei nach dem Mann-Whitney Rank Sum Test berechneten, signifikanten Ergebnissen sind die jeweiligen Signifikanzwerte angegeben. Als statistisch signifikant galt ein Wert kleiner oder gleich 0,05. Dieser Stimulationsversuch wurde an den oben genannten drei Proben durchgeführt (n=3).

Ergebnisse

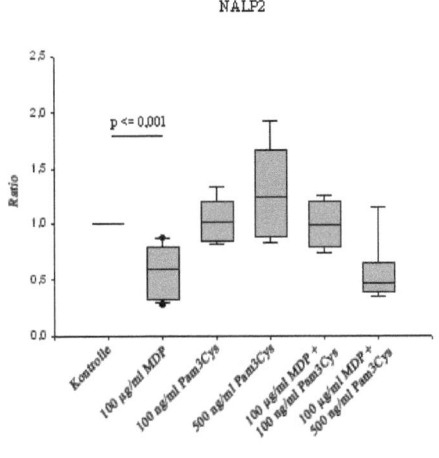

a) NALP2 wurde durch 100 µg/ml MDP mit einer Signifikanz von $p \leq 0{,}001$ erniedrigt. Durch Pam3Cys konnte eine nicht signifikante Expressionssteigerung gemessen werden. Die Kombination beider Stimulantien ergab eine in etwa gleichbleibende, bzw. bei Konzentrationssteigerung von Pam3Cys zur Kontrolle erniedrigte Expression.

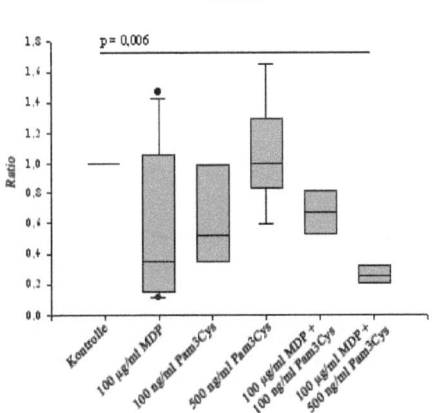

b) Die NALP3-Expression konnte durch keinen der verwendeten Zellkulturzusätze erhöht werden. Bei Zusatz von 100 µg/ml MDP + 500 ng/ml Pam3Cys ergab sich eine signifikante ($p = 0{,}006$) Erniedrigung.

Ergebnisse

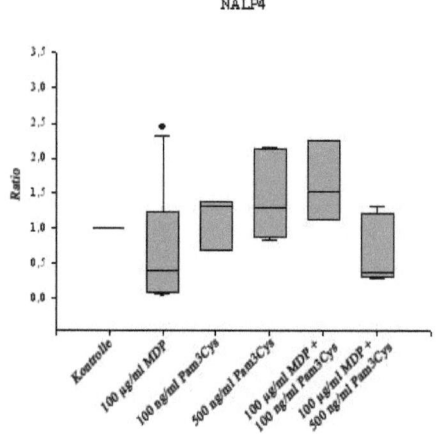

c) Für NALP4 wurde mit keiner der fünf Stimulationsvarianten eine statistisch aussagekräftige Expressionsveränderung erreicht. Im Mittel konnte für die Stimulationen mit 100 ng/ml Pam3Cys, 500 ng/ml Pam3Cys und 100 µg/ml MDP + 100 ng/ml Pam3Cys eine Steigerung verglichen zur Kontrolle detektiert werden.

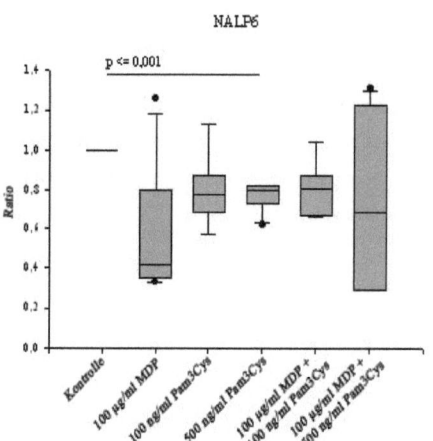

d) NALP6 zeigte eine durchgehende Verringerung der Expression, wobei diese unter Verwendung von 500 ng/ml Pam3Cys signifikant war ($p \leq 0{,}001$).

Ergebnisse

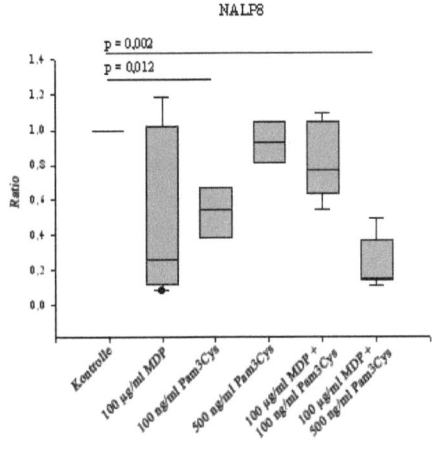

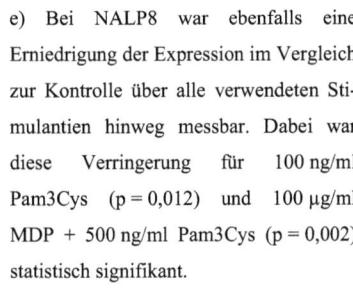

e) Bei NALP8 war ebenfalls eine Erniedrigung der Expression im Vergleich zur Kontrolle über alle verwendeten Stimulantien hinweg messbar. Dabei war diese Verringerung für 100 ng/ml Pam3Cys (p = 0,012) und 100 µg/ml MDP + 500 ng/ml Pam3Cys (p = 0,002) statistisch signifikant.

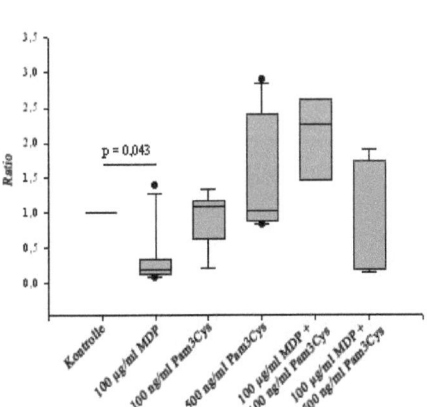

f) Die Expression von NALP9 wurde nach Inkubation der Zellen mit 100 µg/ml MDP signifikant verringert (p = 0,043). Durch die Inkubation mit 100 ng/ml Pam3Cys, 500 ng/ml Pam3Cys und 100 µg/ml MDP + 100 ng/ml Pam3Cys konnte diese gesteigert werden, während die Zugabe von 100 µg/ml MDP + 500 ng/ml Pam3Cys eine Minderexpression im Vergleich zur Kontrolle zeigte.

Ergebnisse

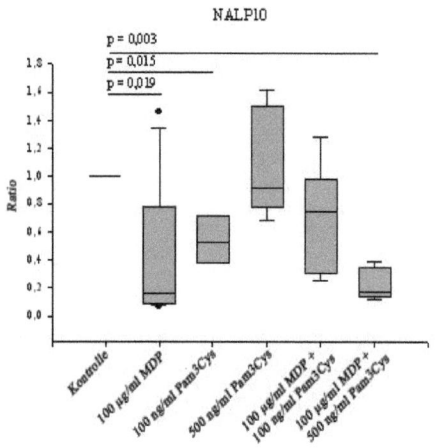

g) NALP10 wurde durch die Zugabe von MDP und Pam3Cys jeweils im Mittel weniger exprimiert. Für 100 µg/ml MDP (p = 0,019), 100 ng/ml Pam3Cys (p = 0,015) und 100 µg/ml MDP + 500 ng/ml Pam3Cys (p = 0,003) war diese Veränderung signifikant.

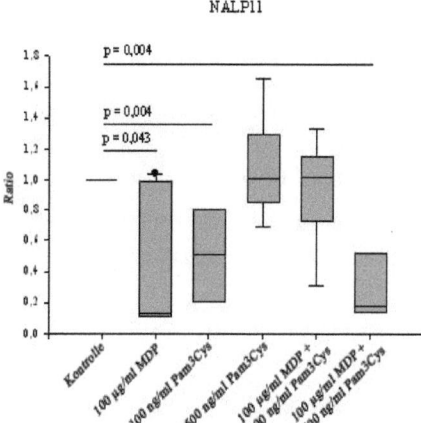

h) Eine leichte nicht signifikante Erhöhung der mRNA-Expression von NALP11 zeigte sich nach Inkubation mit 500 ng/ml Pam3Cys und mit der Kombination aus 100 µg/ml MDP + 100 ng/ml Pam3Cys. Die Inkubation mit 100 µg/ml MDP (p = 0,043), 100 ng/ml Pam3Cys (p = 0,004) und 100 µg/ml MDP + 500 ng/ml Pam3Cys (p = 0,004) ließ die Expression signifikant abnehmen.

Ergebnisse

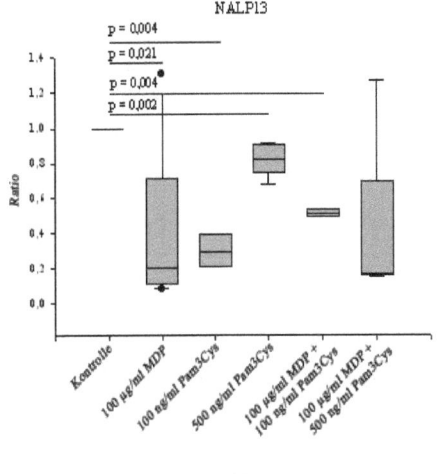

i) Die Expression von NALP13 nahm über alle Inkubationsversuche hinweg ab. Diese Verringerung war für die Stimulantien 100 µg/ml MDP (p = 0,021), 100 ng/ml Pam3Cys (p = 0,004), 500 ng/ml Pam3Cys (p = 0,002), 100 µg/ml MDP + 100 ng/ml Pam3Cys (p = 0,004) jeweils statistisch signifikant.

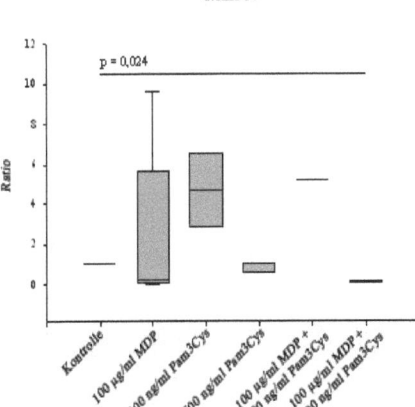

j) NALP14 wurde durch die Zugabe von 100 ng/ml Pam3Cys und 100 µg/ml MDP + 100 ng/ml Pam3Cys im Mittel jeweils nicht signifikant erhöht exprimiert. Die übrigen Inkubationsversuche zu NALP14 zeigten eine Verringerung der Expression, wobei diese für 100 µg/ml MDP + 500 ng/ml Pam3Cys mit p = 0,024 statistisch signifikant ausfiel.

Abbildung 5.8a)-j) Stimulation primärer IEZ: Box Plot Darstellung der mRNA-Expression nach Stimulation; Ratio: stimuliert versus unstimulierter Kontrolle; n=3; Stimulationszeit betrug jeweils 8 h

Für NALP5 und NALP12 konnte bei diesem Versuch keine Expression detektiert werden. Dies deckt sich mit den Ergebnissen aus den Untersuchungen zu den Expressionswerten der NALPs in primären IEZ nicht entzündlich veränderter Darmabschnitte (siehe Punkt 5.2.2). Dort konnte in den untersuchten primären IEZ NALP5 wie auch NALP12 nur in sehr geringen Mengen nachgewiesen werden. Wenn man davon ausgeht, dass die Expression dieser beiden NALPs – ebenso wie die der meisten im Inkubationsversuch der primären IEZ gemessenen NALPs – absinkt, sind diese nur noch bei sehr hohen Zykluszahlen bzw. nicht mehr messbar.

Ergebnisse

Auch NALP7 war mit den NALP7 Taqman® Primern bei diesen Stimulationsversuchen nicht nachweisbar. Wie in Punkt 5.2.2 beschrieben ist aber davon auszugehen, dass der hier verwendete Primersatz für NALP7 ein falsch negatives Ergebnis lieferte.

Die Inkubation mit verschiedenen Konzentrationen und Kombinationen der verwendeten Stimulantien erbrachte für kein untersuchtes NALP eine statistisch signifikante Mehrexpression im Vergleich zur Kontrolle ohne Stimulation.

Wurden die Zellen mit 100 µg/ml MDP oder mit 100 µg/ml MDP + 500 ng/ml Pam3Cys inkubiert, so zeigte sich jeweils die höchste Expressionserniedrigung.

Durch die Erhöhung der Konzentration von Pam3Cys von 100 ng/ml auf 500 ng/ml konnte mit Ausnahme von NALP4, 9 und 14 die Expression gesteigert werden, was aber in keinem Fall eine Mehrexpression im Vergleich zur Kontrolle ohne Stimulans bedeutete.

Durch die Kombination von Pam3Cys mit MDP zeigte sich der gegenteilige Effekt: über alle NALPs hinweg wurde durch die Kombination von 100 µg/ml MDP + 100 ng/ml Pam3Cys eine höhere Expression detektiert als im Vergleich dazu mit der Kombination von 100 µg/ml MDP + 500 ng/ml Pam3Cys, wobei aber keine signifikante Expressionssteigerung der untersuchten NALPs durch diese Kombination gefunden werden konnte.

5.3.2 Stimulation von HT29-Zellen

Auf Ergebnisse aufbauend, die durch Inkubation von T84-Zellen mit invasiven L. monocytogenes eine Sekretionssteigerung von pro-entzündlich wirksamem IL-8 nachwiesen[53], wurde von unserer Arbeitsgruppe gezeigt, dass enteropathogene (L. monocytogenes) nicht aber nicht-enteropathogene Keime zu einer deutlichen Sekretionssteigerung von IL-18 in CaCo2-Zellen führen.

Da die Aktivierung von Caspase-1, mit deren Hilfe die Prozessierung von pro-IL-18, d.h. die Abspaltung des pro-Peptids, und damit die IL-18 Sekretion gesteigert wird, von der Zusammenlagerung des intrazellulär gelegenen NALP1 und NALP2/3 Inflammasoms abhängig ist, ist davon auszugehen, dass bei dieser berichteten Stimulation auch die Komponenten des Inflammasoms vermehrt exprimiert bzw. aktiviert werden.

Die Untersuchungen zur Regulation der Expression von Komponenten des NALP2/3 Inflammasoms erfolgten an HT29-Zellen, einer adhärent wachsenden humanen Kolonkarzinomzelllinie, die erstmals 1964 von J. Fogh aus einem Primärtumor einer 44-jährigen Frau isoliert werden konnte.

Wie in Abschnitt 5.3.1 primäre IEZ, so wurden hier die erwähnten HT29-Zellen mit den Stimulantien MDP und Pam3Cys versetzt um eine Regulation der NALP-Expression zu untersuchen. Das verwendete Peptid MDP ist allen Bakterien gemeinsam und aktiviert das NALP3 Inflammasom als

Ergebnisse

direkter Ligand für NOD2/NALP3, während Pam3Cys ein Ligand für TLR2 ist. TLR2 ist ein Mitglied der Toll-like Rezeptorfamilie, membranständig gebundener Rezeptoren, die extrazellulär auftretende PAMPs erkennen und über intrazellulär lokalisierte Signalkaskaden Effektormoleküle der intestinalen Abwehr aktivieren.

Die Inkubation der Zellen mit den verschiedenen Stimulantien wurde über 24 h durchgeführt. Danach konnte die mRNA-Expression von NALP2 und NALP3 untersucht werden. Dieser Versuch, deren Ergebnisse Abbildung 5.9a)-b) darstellt, wurde dreimalig wiederholt (n=3).

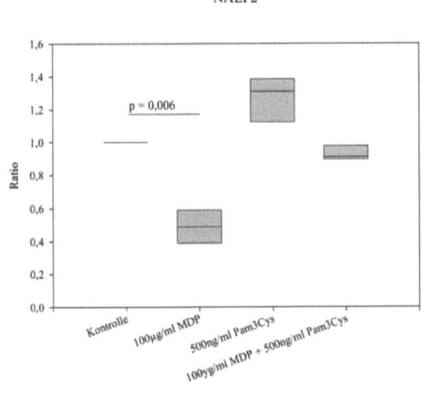

a) Für NALP2 konnte bei Zugabe von 100 µg/ml MDP eine signifikante (p = 0,006) Expressionserniedrigung gemessen werden. Durch Pam3Cys trat eine nicht signifikante Expressionssteigerung ein, wohingegen die Kombination beider Stimulantien zu einer etwa gleichbleibenden Expression führte.

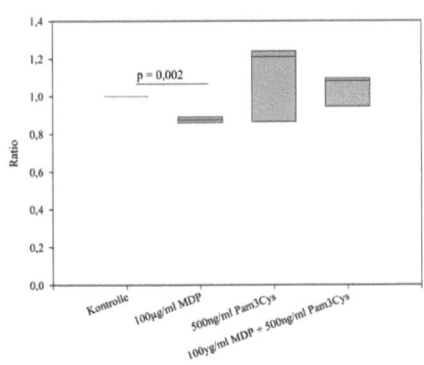

b) Die NALP3-Expression konnte mit 100 µg/ml MDP als Stimulans signifikant (p = 0,002) erniedrigt werden. Bei NALP3 ergab sich bei Zusatz von 100 µg/ml MDP + 500 ng/ml Pam3Cys eine geringe, nicht signifikante Erhöhung der Expression.

Abbildung 5.9a)-b) Stimulation von HT29-Zellen: mRNA-Expressionswerte in Box Plot Darstellung; Ratio: stimuliert versus unstimulierte Kontrolle; n=3; Stimulationszeit betrug jeweils 24 h

Ergebnisse

Die mit HT29-Zellen ermittelten Ergebnisse decken sich mit denen der Stimulation von primären IEZ. Die Messungen an HT29-Zellen ergaben für NALP2 eine durch 100 µg/ml MDP induzierte signifikante Erniedrigung der Expression, was ebenfalls bei primären IEZ nachgewiesen wurde (vgl. Abbildung 5.8a) und Abbildung 5.9a)). Für NALP2 konnte mit einer Konzentration von 500 ng/ml Pam3Cys bei beiden erwähnten Zelltypen eine leichte, nicht signifikante Mehrexpression gemessen werden. Durch die Kombination dieser beiden Stimulantien blieb die Expression gleich bzw. sank.

Ähnlich den Ergebnissen von NALP2 verhielt sich die Expression von NALP3 in den Regulationsversuchen. Die NALP3-Expression wurde durch Zugabe von 100 µg/ml MDP sowohl bei HT29-Zellen, als auch bei primären IEZ erniedrigt, durch die Inkubation mit 500 ng/ml Pam3Cys erhöht bzw. blieb gleich und durch eine Kombination dieser beiden im Vergleich zur alleinigen Inkubation mit 500 ng/ml Pam3Cys (vgl. Abbildung 5.8b) und Abbildung 5.9b)) erniedrigt.

Die signifikante Minderexpression von NALP2 und NALP3 als Reaktion auf die Exposition gegenüber MDP im durchgeführten Versuch zeigt die durchaus mögliche Durchdringung der Zellwand durch diese Peptide. Die Verringerung der Expression steht aber im Gegensatz zu Er-gebnissen, die eine Erhöhung der Ausschüttung von IL-1β nach Inkubation von THP-1-Zellen, einem Zellmodell für Monozyten, mit MDP nachweisen konnten[52]. Die Versuche dieser Arbeitsgruppe fanden jedoch mit niedrigerer Konzentration von MDP (10 µg/ml) als in denen der vorliegenden Arbeit (100 µg/ml) statt. Wie aus Abbildung 5.11a) ersichtlich, ergeben sich für die Stimulation mit niedrigeren Konzentrationen von MDP (z.B. 10 µg/ml) und einer zugleich durchgeführten Vorstimulation mit IFNγ durchaus signifikante Erhöhungen der Expression, in diesem Falle von NALP2. Bei einer Konzentration von 100 µg/ml MDP zeigt sich aber auch hier eine Minderexpression von NALP2.

Die Ergebnisse der mit 500 ng/ml Pam3Cys durchgeführten Expressionsuntersuchungen, die eine nicht signifikante Expressionssteigerung zeigen, decken sich mit den Ergebnissen der Stimulation der primären IEZ (siehe Abbildung 5.8a)-j)).

5.3.3 Stimulation von HT29-Zellen mit IFNγ Vorstimulation

Eine konstitutive Expression von IL-8 wurde bereits 1993 für humane Kolonkarzinomzelllinien beschrieben[71]. Diese konnte in Vorversuchen aus dem Labor für humane Kolonkarzinomzelllinien bestätigt und für humane IEZ nachgewiesen werden. Diese Expression konnte – im Gegensatz zu primären IEZ, bei denen sie supprimiert wird – bei der Tumorzelllinie HT29 durch die Inkubation der Zellen mit IFNγ deutlich gesteigert werden[72].

Ergebnisse

Durch Farkas et. al., der die Freisetzung von pro-entzündlichem IL-8 aus bronchialen Epithelzellen (BEAS-2B) nach erfolgter Aktivierung durch MDP untersuchte, konnte keine signifikante Steigerung der IL-8 Sekretion unter alleiniger Stimulation mit ansteigenden MDP Konzentrationen (1, 10 und 100 µg/ml) gezeigt werden[73]. Dies entspricht den Ergebnissen der vorliegenden Arbeit, in der eine signifikante Expressionssteigerung weder von NALP2 noch von NALP3 in HT29-Zellen festgestellt werden konnte, die nur mit MDP inkubiert wurden (siehe Abbildung 5.9a)-b)).

Wurde von Farkas dieser Versuchsaufbau mit einer 12-stündigen Vorinkubation mit TNFα und IFNγ kombiniert, kam es jedoch zu einem signifikanten Anstieg der IL-8 Freisetzung. Auf Grund dieser Ergebnisse kann man davon ausgehen, dass der NOD2-Ligand MDP zu einer signifikanten Zunahme der IL-8 Freisetzung in bronchialen Epithelzellen nur unter entzündlicher Vorstimulation führt.

Da auch in der vorliegenden Arbeit die Verwendung von MDP bzw. Pam3Cys als alleiniges Stimulans bei der HT29 Zelllinie nur für Pam3Cys und in Kombination der beiden eine geringe nicht signifikante Steigerung bzw. signifikante Erniedrigung bei Verwendung von MDP der NALP2- und NALP3- Expression ergab (siehe Abbildung 5.9a)-b)), wurde die Stimulation mit einer 72 h dauernden Vorstimulation mit IFNγ kombiniert. Danach wurde wiederum 72 h mit Pam3Cys bzw. MDP inkubiert. IFNγ ist ein Glykoprotein, das aus 146 Aminosäuren besteht und in aktiver Form als Heterodimer vorliegt. Gebildet wird IFNγ von $CD4^+$- und $CD8^+$-T-Zellen nach Kontakt mit Makrophagen, die Bakterien phagozytiert haben. IFNγ ist an der Entzündungsreaktion beteiligt: Es wirkt aktivierend auf den oxidativen Metabolismus und die antimikrobielle Aktivität von Makrophagen[60]. Die Ausschüttung pro-inflammatorischer Zytokine wie auch die Fähigkeit zur Antigenpräsentation mit Hilfe von HLA-DR, HLA-DP, HLA-DQ werden durch immunstimulierende Zytokine, wie es Interferon γ ist, positiv beeinflusst[74]. Außerdem vermindert es die Barrierefunktion des Epithels, indem es die Durchlässigkeit der apikalen Thight-Junctions der Membran fördert[61]. Gleichzeitig senkt es die Aktivität der Na^+/K^+-ATPase, wodurch die intrazelluläre Natriumkonzentration und damit das Zellvolumen ansteigt[75].

Die Ergebnisse dieses Stimulationsversuches im entzündeten Modell (mit Vorstimulation durch IFNγ) zeigen Abbildung 5.10a)-k) und Abbildung 5.11a)-k).

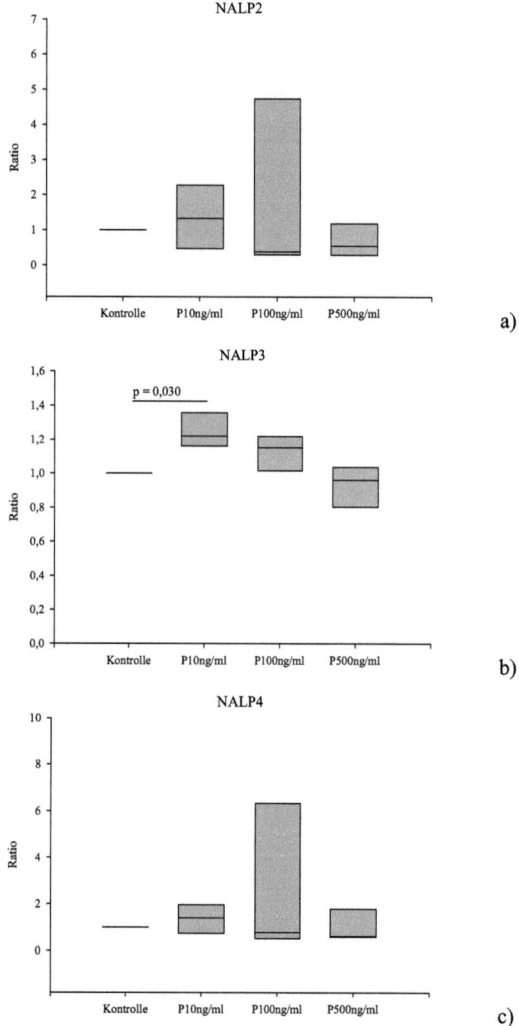

Ergebnisse

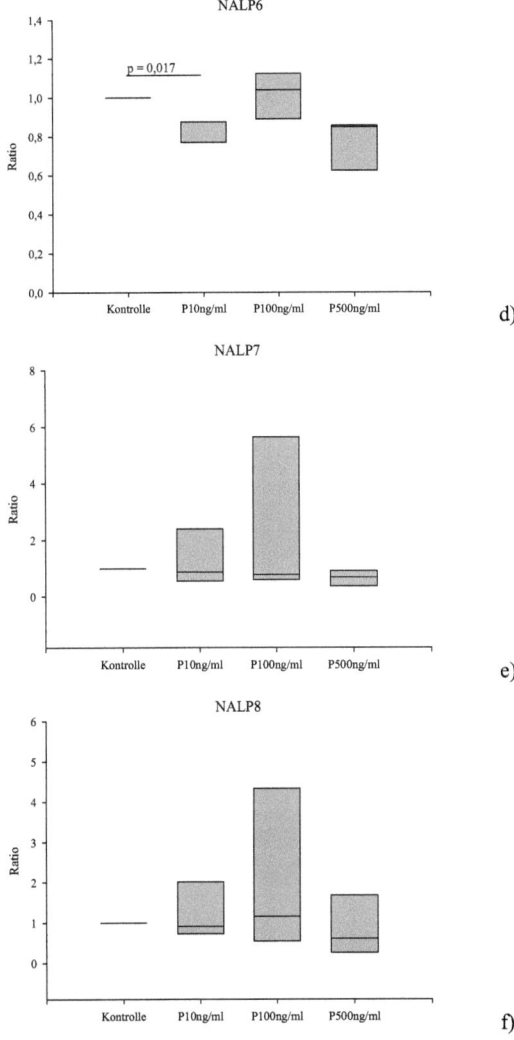

d)

e)

f)

Ergebnisse

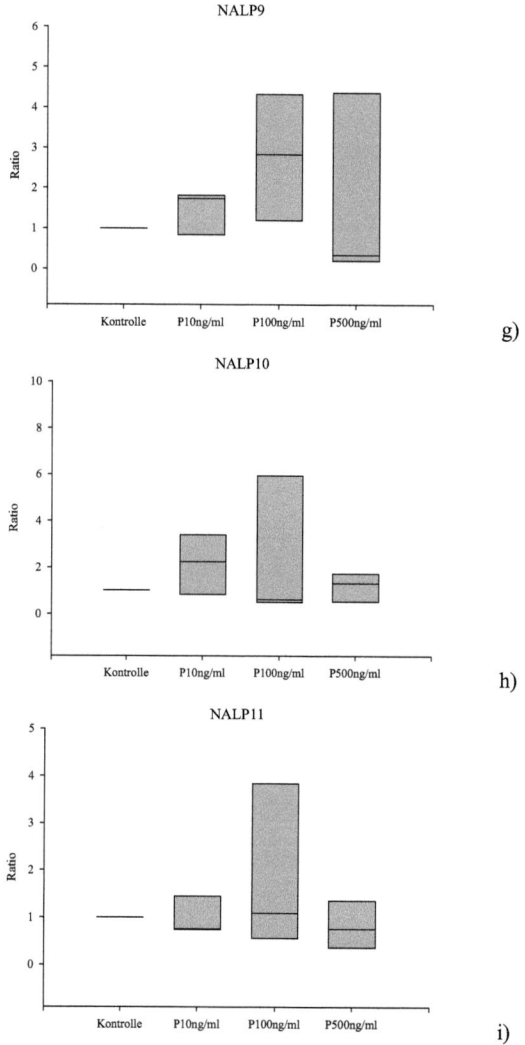

g)

h)

i)

Ergebnisse

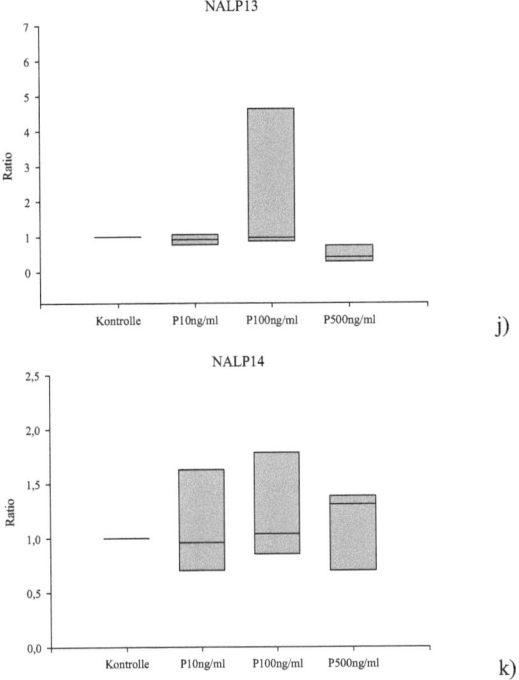

Abbildung 5.10a)-k) Stimulation von HT29-Zellen nach Vorstimulation mit INFγ: mRNA-Expressionswerte in Box Plot Darstellung; Ratio: vorstimuliert + stimuliert versus vorstimuliert; n=3; Stimulantien: 100 units INFγ (72 h Vorstimulation), 10, 100 und 500 ng/ml Pam3Cys (jeweils 72 h)

Mit Pam3Cys als Stimulans konnte für NALP3 und NALP6 jeweils mit der niedrigsten Konzentration von 10 ng/ml eine signifikante Regulation gemessen werden. Zur Berechnung der Signifikanz der gewonnen Ergebnisse diente der Mann-Whitney Rank Sum Test. Bei NALP3 ist in diesem Versuch eine mRNA-Hochregulation und durch Konzentrationssteigerung des Stimulus über 100 ng/ml bis 500 ng/ml Pam3Cys eine Absenkung dieser bis zur Annäherung an den unstimulierten Ausgangswert zu erkennen. Für NALP6 ergab die Inkubation mit der geringsten Dosis von Pam3Cys eine statistisch signifikante Minderexpression, die durch Erhöhung des Stimulans auf 100 ng/ml leicht über den Wert der Kontrollgruppe anstieg, um nach Zugabe von 500 ng/ml Pam3Cys wiederum abzufallen.

Die Untersuchung der Expression der übrigen bekannten NALPs nach Inkubation mit Pam3Cys mit vorher erfolgter Vorstimulation durch IFNγ ergab keine Hinweise auf eine signifikante Expressionsänderung (siehe Abbildung 5.10a)-k)).

Ergebnisse

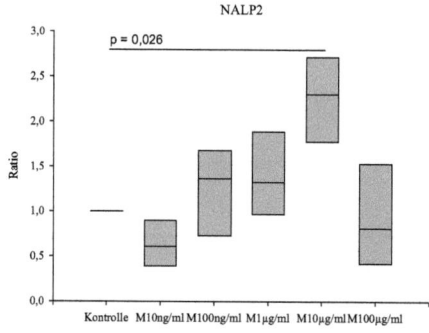

a)

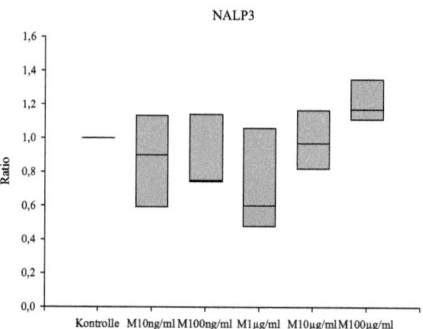

b)

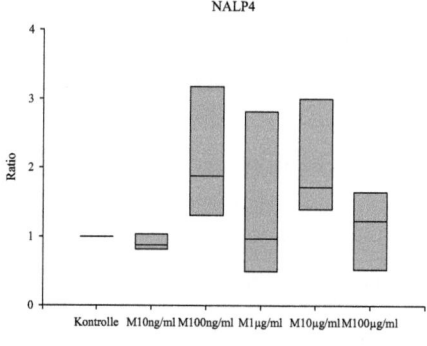

c)

Ergebnisse

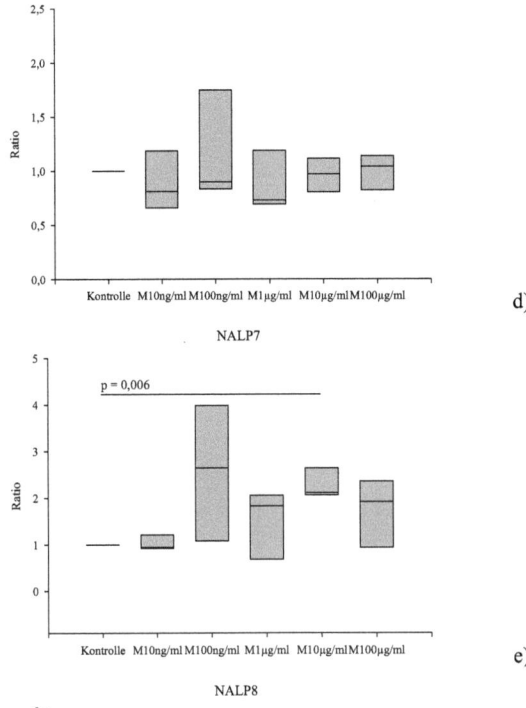

d)

e)

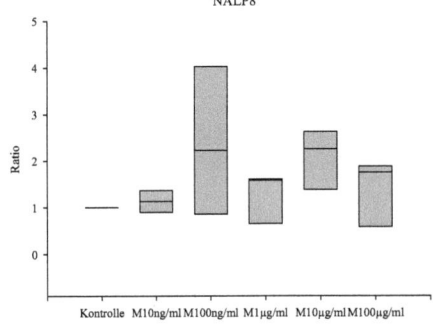

f)

Ergebnisse

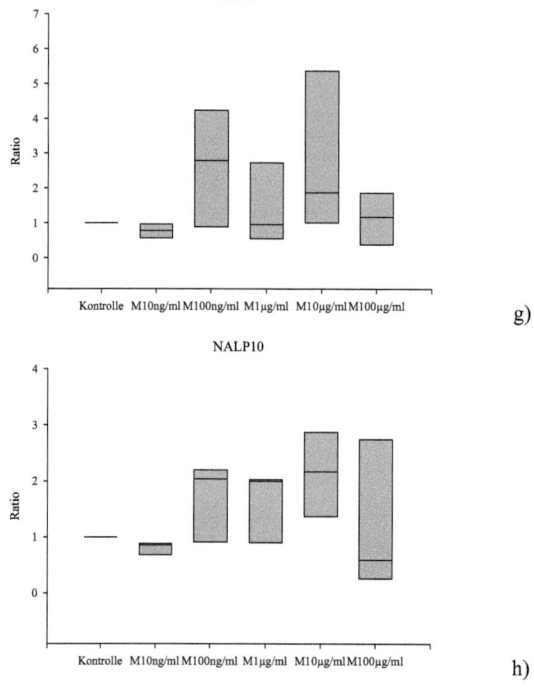

g)

h)

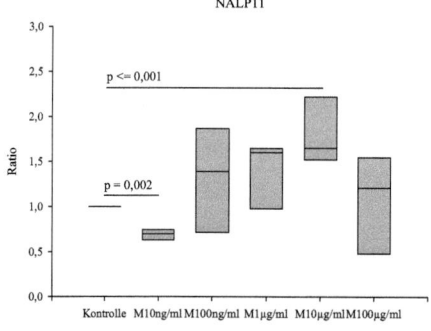

i)

Ergebnisse

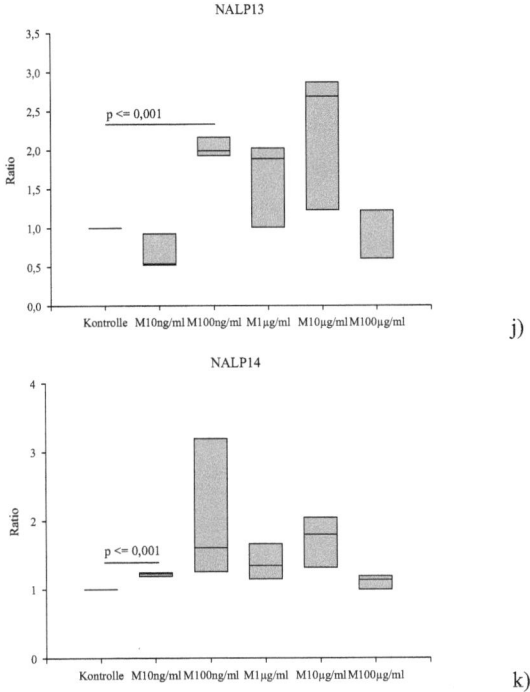

j)

k)

Abbildung 5.11a)-k) Stimulation von HT29-Zellen nach Vorstimulation mit INFγ: mRNA-Expressionswerte in Box Plot Darstellung; Ratio: vorstimuliert + stimuliert versus vorstimuliert; n=3; Stimulantien: 100 units INFγ (72 h Vorstimulation), 10 und 100 ng/ml MDP, 1, 10 und 100 µg/ml MDP (jeweils 72 h)

Die Inkubation der HT29-Zellen mit MDP nach Vorstimulation mit INFγ ergab deutliche, wenn auch nicht immer signifikante Expressionsunterschiede der NALPs (siehe Abbildung 5.11a)-k)). NALP2 zeigte bei der niedrigsten eingesetzten MDP Konzentration von 10 ng/ml eine Minderexpression gegenüber der Kontrolle ohne Stimulans, durch Steigerung der MDP Menge bis auf 10 µg/ml aber eine steigende Expression (signifikant bei 10 µg/ml MDP mit p = 0,026). Bei einer Konzentration von 100 µg/ml fiel der gemessene Wert unter die Kontrollgruppe (siehe Abbildung 5.11a)). Diese Verringerung trat ebenfalls in den Untersuchungen ohne Vorstimulation auf (siehe Abbildung 5.8a) und Abbildung 5.9a)). Einen ebenso in Abhängigkeit der MDP Konzentration steigenden Mittelwert der Expression bis zur Konzentration von 10 µg/ml MDP zeigen NALP10 und NALP11. Der Abfall bei 100 µg/ml unter den Wert der Kontrollgruppe trat ebenfalls bei NALP10 auf, bei NALP11 erniedrigte er sich, unterschritt jedoch den Kontrollgruppenwert nicht.

Ergebnisse

Für NALP3, 4 und 6 zeigte sich keine signifikante Veränderung. Die Expression von NALP3 konnte jedoch durch Steigerung der Konzentration von 1 µg/ml auf 10 µg/ml und 100 µg/ml vom 0,68-fachen auf das 0,97- bzw. 1,22-fache der Kontrollmessung verändert werden. Die Untersuchung von NALP4 ergab uneinheitliche Werte mit einer nicht signifikanten Steigerung der Expression bis auf das 1,96- (bei 100 ng/ml) bzw. 1,97-fache (bei 10 µg/ml). Die Messungen für NALP6 lagen nach Stimulation ohne Veränderung in Nähe der Kontroll-messungen.

NALP7 und NALP14 zeigten mit jeder verwendeten Konzentration von MDP eine Steigerung der Expression. Auch NALP8 und NALP9 zeigten eine Erhöhung, die jedoch keine Signifikanz gegenüber der jeweiligen Kontrolle aufwiesen. Hingegen konnte für NALP13 eine signifikante Erhöhung bei einer Konzentration 100 ng/ml MDP bestimmt werden ($p \leq 0,001$).

In diesem Versuch konnte gezeigt werden, dass auch im entzündeten Zellmodell mit HT29-Zellen eine Stimulation mit Pam3Cys keine bzw. nur geringe Veränderungen der NALP-Expression hervorruft. Lediglich für NALP3 konnte eine signifikante Erhöhung der Expression gemessen werden. Hingegen wurde festgestellt, dass sich mit MDP als Stimulus nach INFγ Vorbehandlung der Zellen die mRNA-Expression von NALP2, 7, 11, 13 und 14 signifikant erhöht. Auch Expressionsmessungen anderer NALPs waren – wenn auch nach Berechnung mit dem Mann-Whitney Rank Sum Test nicht signifikant – nach MDP Behandlung erhöht. Somit muss MDP als adäquater Stimulus der Expressionssteigerung des Inflammasombestandteils NALP im entzündeten Zellmodell angesehen werden.

5.4 Expressionsuntersuchung von NALP2 und 3 bei MC und UC Patienten

Morbus Crohn und Colitis ulcerosa sind die typischen chronisch entzündlichen Darmerkrankungen des Menschen. Die Ursachen dieser Darmerkrankungen sind noch weitgehend unbekannt: es wird sowohl eine genetische Prädisposition als auch eine Verursachung durch Umweltfaktoren diskutiert. Auch wird vermutet, das immunologische Gleichgewicht der Darmschleimhaut zwischen pro-inflammatorischen und anti-inflammatorischen Zytokinen sei hin zur vermehrten Produktion von entzündungsfördernden Mediatoren in der Mukosa verschoben.

Ein Vertreter dieser Gruppe der Mediatoren, dessen Prozessierung in intestinalen Epithel-zellen von MC Patienten im Vergleich zu nicht entzündeten Kontrollen bereits als signifikant erhöht bestätigt wurde, ist IL-18[76]. Für das Zytokin IL-33 konnte eine Erhöhung der mRNA-Expression bei MC Patienten festgestellt werden[77]. Da die Reifung der inaktiven Vorstufen des zellulären IL-18 entscheidend von der Anwesenheit und Aktivität des IL-1β-converting enzyme (ICE oder Caspase-1) abhängig ist, kann man annehmen, dass bei MC und UC diese Aktivität gesteigert ist. Die Protein-

Ergebnisse

komponenten des NALP2/3 Inflammasoms, das an der Aktivierung der Caspase-1 beteiligt ist, sollten in diesem Fall ebenfalls vermehrt exprimiert werden.

Zur Untersuchung dieses Sachverhaltes wurden primäre IEZ aus Darmresektaten von Patienten mit CED isoliert, und deren NALP2- bzw. NALP3-Expression auf mRNA-Ebene gemessen.

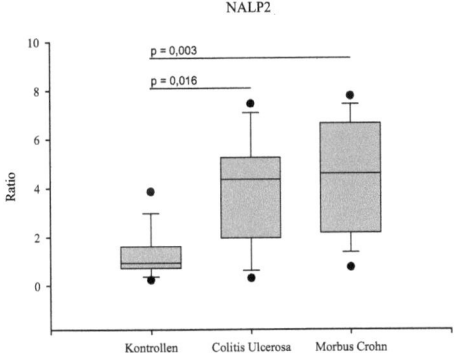

Abbildung 5.12 Box Plot Darstellung der NALP2-Expression bei Patienten mit UC und MC; Ratio: UC- bzw. MC-Gewebe versus nicht entzündeten IEZ; n=7 (bei UC), n=11 (bei MC)

Für NALP2 konnte sowohl bei Morbus Crohn als auch bei Colitis ulcerosa Patienten im Vergleich zu nicht entzündeten IEZ eine signifikante Mehrexpression nachgewiesen werden. Eine signifikante Erhöhung der Expression bei MC Patienten versus Patienten mit UC, wie sie für IL-18 gefunden wurde, konnte für NALP2 nicht bestätigt werden.

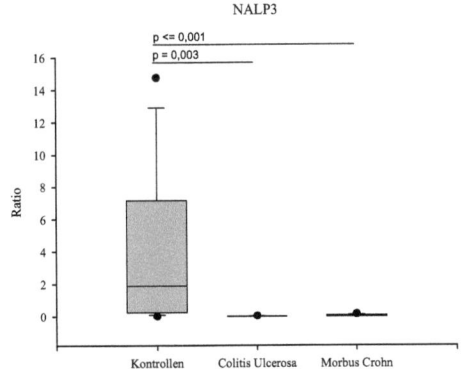

Abbildung 5.13 Box Plot Darstellung der NALP3-Expression bei Patienten mit UC und MC; Ratio: UC- bzw. MC-Gewebe versus nicht entzündeten IEZ; n=7 (bei UC), n=11 (bei MC)

Ergebnisse

Im Unterschied zu den Ergebnisse für NALP2 war für NALP3 die Expression in beiden Patientengruppen signifikant erniedrigt. Auch hier konnte kein signifikanter Unterschied zwischen den mRNA-Messungen der Gruppe der UC Patienten und der der MC Patienten festgestellt werden. Diese für UC und MC gefundenen Daten zeigen Ähnlichkeit mit den Ergebnissen der Stimulation von HT29-Zellen mit IFNγ Vorstimulation. Dort ergab sich für NALP2 durch Erhöhung der MDP Stimulationskonzentration von 10 ng/ml auf 10 µg/ml eine stetig steigende signifikante Mehrexpression. Hingegen konnte durch die alleinige Inkubation dieser Zellen mit MDP (100 µg/ml) ohne IFNγ Vorstimulation, also unter Entfernung entzündungsfördernder Bedingungen, eine signifikante Erniedrigung der Expression detektiert werden, was ebenfalls bei primären IEZ nachgewiesen wurde (vgl. Abbildung 5.8a) und Abbildung 5.9a)).

Im Gegensatz zu den Ergebnissen für NALP2 konnte die Expression von NALP3 in HT29-Zellen im Versuch mit IFNγ Vorstimulation durch Steigerung der Konzentration von 1 µg/ml auf 10 µg/ml und 100 µg/ml nicht signifikant vom 0,68-fachen bei 1 µg/ml auf das 0,97- bzw. 1,22-fache der Kontrollmessung gesteigert werden. Die Messung nach Stimulation der Zellen mit 100 µg/ml MDP ohne IFNγ ergab wie bei NALP2 eine signifikante Erniedrigung der Expression. Auch in IEZ wurde eine nicht signifikante Minderexpression von NALP3 nach Zugabe von 100 µg/ml MDP beobachtet (Abbildung 5.8b)).

Die Untersuchung an Colitis Ulcerosa und Morbus Crohn Darmresektaten weist eine Beteiligung des NALP2/3 Inflammasoms bei CED nach, zeigt aber keinen statistisch signifikanten Unterschied zwischen diesen beiden Hauptvertretern. Dabei ist bei chronisch entzündlichen Darmerkrankungen die Expression von NALP2 im Vergleich zu gesundem Darm signifikant erhöht, während sie für NALP3 signifikant erniedrigt ist. Dieses Expressionsmuster wurde auch durch Untersuchungen am entzündeten Zellmodell – durch Vorstimulation mit IFNγ – nachgewiesen.

Die statistischen Analysen wurden für NALP2 und NALP3 jeweils mit dem Mann-Whitney Rank Sum Test durchgeführt.

6 Diskussion

Die Entstehung von Morbus Crohn und Colitis ulcerosa, den häufigsten chronisch entzündlichen Darmerkrankungen des Menschen, wurde in vielen Untersuchungen und Studien versucht zu erklären, konnte aber bis heute noch nicht bis ins Detail geklärt werden. Eine genetische Prädisposition und das Mitwirken von Umwelteinflüssen werden ebenso als Ursache diskutiert wie immunologische Faktoren: Verschiebungen zwischen pro- und anti-inflammatorischen Zytokinen im sensiblen immunologischen Gleichgewicht der Darmschleimhaut sollen zum vermehrten Auftreten von Entzündungsherden in der Mukosa führen. Neueste Forschungen haben als Teil des komplexen angeborenen Immunsystems einen Proteinkomplex – das Inflammasom – identifiziert, das an der Aktivierung der Caspase-1 beteiligt ist. Nach Kontakt mit intrazellulär auftretenden PAMPs lagern sich die einzelnen Inflammasombestandteile zu einem Proteinkomplex von über 700 kDa Größe zusammen, was entscheidend für die Prozessierung von IL-1β, IL-18 und IL-33 aus Precursor-Peptiden ist.

Ziel der vorliegenden Arbeit war es, die Expression der zur Gruppe der CATERPILLER gehörenden Proteine NALP2 bis NALP14 in Caco2-, HT29-, T84- und SW480-Zellen bzw. in primären IEZ auf mRNA-Ebene nachzuweisen und deren Regulation zu analysieren. Besonderes Augenmerk galt dabei der auf mRNA-Basis durchgeführten Quantifizierung von Bestandteilen des NALP2/3-Inflammasoms – NALP2 und NALP3 – in primären IEZ von Morbus Crohn und Colitis ulcerosa Patienten.

6.1 NALP-Expression in verschiedenen Zellen

Die vierzehn bis heute bekannten NALPs gehören der Gruppe der intrazellulär gelegenen PAMP recognition receptors an. Sie werden zur Gruppe der CATERPILLER gezählt und sind wesentlicher Bestandteil der angeborenen Immunität des menschlichen Organismus.

Für NALP1, 2 und 3 wurde eine Zusammenlagerung zu einem Proteinkomplex – dem sog. NALP1-Inflammasom bzw. dem NALP2/3-Inflammasom – beschrieben, der an der Aktivierung von Caspasen beteiligt ist, die wiederum zur Prozessierung von entzündungsfördernden Mediatoren wie IL-1β, IL-18 und IL-33 führen[44].

Diskussion

Auch für NALP6 und 12 wurde eine über die Coexpression von ASC und die Aktivierung von NF-κB bestimmte Steigerung der Ausschüttung von Entzündungsmediatoren nachgewiesen[78,79]. Wie aus früheren Untersuchungen bekannt ist, wird NALP1 mRNA in verschiedensten Geweben exprimiert: so z.b. im Herzen, im Thymus, in der Milz und im Darm[58,59]. Auch in Granulozyten und peripheren Blutzellen ist eine hohe NALP1-Expression nachweisbar. Bezüglich NALP3 zeigen neutrophile Granulozyten und Makrophagen hohe mRNA-Expressionslevels. Diese Daten wurden auch auf Proteinebene bestätigt[47]. Der Nachweis von NALP6 gelang bisher in Granulozyten und T-Zellen. NALP6 trägt in diesen zur angeborenen Immunität bei, indem es die Prozessierung von Caspase-1 abhängigen Zytokinen fördert[78]. NALP12 wird nachweislich in Makrophagen und eosinophilen Granulozyten exprimiert. Dort bindet es an ASC und aktiviert dadurch die Caspase-1, was wie im Falle von NALP6 zur vermehrten Bildung von Caspase-1 abhängigen Zytokinen führt, die entzündungsfördernd wirken[79].

Die höchste Expression von NALP4 wurde bisher in Milzzellen detektiert, in denen es die TNFα und IL-1β induzierte Aktivierung von NF-κB supprimiert[80]. NALP5 wurde als oozytenspezifisches Gen erstmals in Mäusen identifiziert und konnte später auch in humanen Oozyten nachgewiesen werden[81,82]. Für die übrigen heute bekannten NALPs ist deren Expression und Funktion in Geweben noch nicht bekannt.

Das erste Arbeitsziel war die mRNA-Expression von NALP2 bis NALP14 in ausgewählten intestinalen Karzinomzelllinien (Caco2-, HT29-, T84- und SW480-Zellen) bzw. in primären IEZ gesunder Darmabschnitte zu untersuchen. Dies sollte auf mRNA-Ebene mittels qualitativer PCR an den Tumorzelllinien HT29 und CaCo2 und mit Hilfe quantitativer PCR an Caco2-, HT29-, T84-, SW480- und primären Darmepithelzellen geschehen.

6.1.1 Zelllinien

In dieser Arbeit konnte die mRNA-Expression von NALP3, 4, 5, 6, 7, 8, 9, 10, 11, 13 und 14 in HT-29 Zellen mittels qualitativer PCR gezeigt werden, während NALP2 und 12 nicht nachzuweisen waren.

Der fehlende Nachweis von NALP2 mRNA in HT29-Zellen – dem zentralen Bestandteil des NALP2-Inflammasoms – scheint mit Ergebnissen in Widerspruch zu stehen, die in eben dieser Zelllinie und in T84-Zellen IL-1β detektierten, was durch die Tätigkeit der Caspase-1 aus dem pro-IL-1β abgespalten wird[8]. Zur Aktivierung dieser Caspase-1 ist das NALP2-Inflammasom, und damit NALP2 essentiell. Aber auch von NALP6 und 12 ist eine Aktivierung des NF-κB Signalwegs bekannt, wodurch die Ausschüttung von Entzündungsmediatoren gesteigert wird[78,79]. Wie Petrilli et.

Diskussion

al. beschreiben, ist die Aktivierung dieser Caspase-1 ebenfalls durch eine veränderte Zusammensetzung des NALP2-Inflammasoms, – mit Austausch des NALP2 durch NALP3 – das dann als NALP3-Inflammasom bezeichnet wird, möglich[45].

An Hand der qualitativen Ergebnisse und dem Nachweis einer nur sehr geringen Expression von NALP2 in einer quantitativen PCR Untersuchung muss davon ausgegangen werden, dass in HT29-Zellen, die keinerlei entzündungsförderndem Stimulus ausgesetzt sind, NALP2 eine untergeordnete Rolle einnimmt und in seiner Funktion durch das NALP3-Inflammasom oder NALP6 ersetzt wird. NALP12 kommt als Ersatz für das nicht nachweisbare NALP2 nicht in Frage, da dessen mRNA in dieser Zelllinie weder qualitativ noch mittels einer durchgeführten Taqman® PCR quantitativ detektiert werden konnte. Den fehlenden Nachweis von NALP12, wie er in der vorliegenden Arbeit gezeigt wurde, beschrieben bereits Wang et.al., die NALP12 erstmals als ein an der Aktivierung von NF-κB und der Ausschüttung von Caspase-1 abhängigen Zytokinen beteiligtes Protein identifizierten, dessen Expression diese Arbeitsgruppe in großen Mengen in eosinophilen sowie neutrophilen Granulozyten und Monozyten, jedoch nicht bzw. nur in sehr geringen Mengen in Tumorzelllinien und anderen Geweben nachweisen konnte[83].

In CaCo2-Zellen wurde im Vergleich zu den in HT29-Zellen gelelektrophoretisch nachgewiesenen NALPs eine NALP2-Expression belegt. Die Taqman® PCR dieser Zelllinie ergab für NALP2 den höchsten gemessenen Expressionswert der untersuchten Zelllinien, während NALP3 den niedrigsten aufwies. Dies spricht für eine besondere Aktivität von NALP2 und damit auch des NALP2-Inflammasoms im entzündungsfreien Modell mit CaCo2-Zellen im Gegensatz zu den gefundenen Ergebnissen in HT29-Zellen.

Interessanterweise zeigte sich für NALP5 in HT29- und Caco2-Zellen mit der qualitativen PCR eine deutliche Expression und auch in der Taqman® PCR war NALP5 in geringen Mengen in allen untersuchten Zelllinien nachweisbar (so in Caco2-, HT29-, T84- und SW480-Zellen). Dieses Ergebnis widerspricht dem von Tong et.al., die NALP5 als streng oozyten-spezifisches Gen in Mäusen entdeckten und dieses auch in humanen Oozyten nachweisen konnten[82,81,81,82]. In Rindern entdeckte Pennetier et.al. NALP5 ebenfalls als oozytenspezifisches Gen[84]. Durch die Arbeitsgruppe um Tong konnte die Funktion von NALP5 näher bestimmt werden: es wurde gezeigt, dass NALP5 für die frühe embryonale Entwicklung entscheidend ist. Ohne dieses Gen bricht bei Mäusen die Entwicklung des Embryos im Zweizellstadium ab[85]. Neben der Expression in Ovarien konnte die Arbeitsgruppe um Alimohammadi den Nachweis von NALP5 ebenfalls für Nebenschilddrüsengewebe, Plazenta, Milz, Pankreas und Gehirn führen. Die Expression in Darmgewebe, wie er in der vorliegenden Arbeit erbracht wurde, konnte nicht bestätigt werden[86].

Diskussion

NALP7 war quantitativ in den vier verschiedenen untersuchten Zelllinien mit den verwendeten NALP7 Primern nicht nachweisbar. Hingegen konnte eine NALP7-Expression mittels qualitativer PCR in HT29- und CaCo2-Zellen gemessen werden. Für die Stimulationsversuche mit HT29-Zellen wurden neu erstellte Taqman® Primer (Nalp7 neu) verwendet, mit denen NALP7 detektierbar wurde. Aus diesem Grund muss davon ausgegangen werden, dass auch in CaCo2-, T84-, und SW480-Zellen NALP7 exprimiert wird, der erste Primersatz für NALP7 also ein falsch negatives Ergebnis lieferte.

Im Vergleich zu den anderen untersuchten Zelllinien fielen die Expressionswerte der quantitativen PCR in CaCo2-Zellen – mit Ausnahme der Werte für NALP2, 5 und 10 – über alle NALPs hinweg betrachtet am niedrigsten aus. Der Grund dieser unterschiedlichen Expressionsmuster der NALPs kann darin vermutet werden, dass CaCo2-Zellen große morphologische und physiologische Ähnlichkeit zum Dünndarmepithel des Menschen aufweisen[65,69], während HT29-, SW480- und T84-Zellen am ehesten Kolonozyten ähneln. Vergleicht man die Bakterienbesiedelung von Dünn- und Dickdarm, so überwiegt die Zahl der Bakterien im Dickdarm, die in ihrer Gesamtheit die Darmflora bilden. Diese Besiedelung ist für eine normale Darmfunktion unerlässlich. Alle Nahrungsbestandteile, die vorher nicht verdaut wurden, werden von ihnen weiter durch Fäulnis- und Gärungsprozesse abgebaut. Durch die große Menge an verschiedensten Bakterien ist das Immunsystem des Dickdarms bei weitem mehr gefordert eindringende, den Organismus schädigende Bakterien zu erkennen und zu bekämpfen, was eine vermehrte Expression von an diesem Erkennungs- und Entzündungsprozess beteiligten Proteinen erklärt.

Die NALP-Expression in SW480- und T84-Zellen unterschieden sich nur gering und wiesen im Vergleich mit den anderen untersuchten Zelllinien die höchsten Expressionswerte auf. NALP12, was in Makrophagen und eosinophilen Granulozyten nachweislich exprimiert wird, konnte nur in diesen beiden Zelllinien nachgewiesen werden. Dieses ist an der Aktivierung der Caspase-1 mitbeteiligt, was zu einer Prozessierung von Caspase-1 abhängigen Zytokinen führt und damit entzündungsfördernd wirkt[79]. NALP3 und NALP6, ebenfalls an der Aktivierung der Caspase-1 mitwirkende Proteine, zeigten bei diesen Zellen höchste Expressionswerte im Vergleich der untersuchten NALPs und Zelllinien auf.

6.1.2   Primäre intestinale Epithelzellen

Nachdem die Expressionsuntersuchungen an Tumorzelllinien das Vorhandensein verschiedener NALP-mRNA nachgewiesen haben, wurde deren Expression in Resektaten der Kolonmukosa von Patienten mit nicht entzündlichen Darmkrankheiten untersucht. Mit Hilfe der quantitativen PCR wurden primäre IEZ von vier Patienten untersucht.

Diskussion

Das Ergebnis bestätigte die bereits in den untersuchten Zelllinien festgestellte niedrige Expression von NALP5. Auch NALP12, dessen mRNA nur in SW480- und T84-Zellen in geringer Menge gemessen werden konnte, war in zwei Resektaten detektierbar. Dabei handelte es sich um primäre IEZ eines Patienten mit Rektum-CA und eines Patienten mit Colon transversum-CA.

NALP7 war quantitativ nicht nachweisbar, wobei aber davon ausgegangen werden muss, dass der hier verwendete Primersatz für NALP7 ein falsch negatives Ergebnis lieferte (vgl. hierzu Abschnitt 5.2.2).

Die übrigen vermessenen NALPs zeigten verglichen mit den untersuchten Zelllinien eine geringere Streuung der Messergebnisse. Diese Divergenz innerhalb der Zelllinien ist vermutlich ursächlich auf ihre unterschiedlichen Differenzierungsgrade zurückzuführen. Während CaCo2-Zellen morphologisch und physiologisch Dünndarmepithelzellen entsprechen, ähneln HT29-, SW480-, und T84-Zellen am ehesten Kolonozyten. Das Expressionsniveau der eingesetzten primären IEZ entsprach im Durchschnitt dem der Tumorzelllinien.

Da der menschliche Darm ständig in Kontakt mit potentiell antigen wirkenden Substanzen steht, ist es nicht verwunderlich, dass der Darmtrakt an der Abwehr dieser Antigene beteiligt ist und damit eine wichtige Funktion im humanen Immunsystem einnimmt. Pathogene Keime, die die physikalischen Barrieresysteme des Darmlumens durchdringen konnten, treten mit der luminalen Grenzschicht bestehend aus intestinalen Epithelzellen in Kontakt.

Die Erkennung und Abwehr der Krankheitserreger durch das angeborene Immunsystem („innate immunity") kann nur durch spezifische zelluläre Rezeptoren und ein abgestimmtes System von Aktivierungswegen und entzündungsfördernden Mediatoren gewährleistet werden. Zur Gruppe der Effektormoleküle gehören u.a. die Caspase-1 abhängigen Zytokine IL-1β, IL-18 und auch IL-33[44]. Die Sekretion von pro-IL-18 und reifem IL-18 aus primären IEZ konnte bereits nachgewiesen werden. Auch ein vermehrtes Vorhandensein von IL-18 in Darmmukosazellen von Patienten mit MC und UC ist bekannt[62,76]. An der Aktivierung dieser zur Zytokinherstellung notwendigen Caspase-1 sind maßgeblich NALP2, 3, 6 und 12 beteiligt[46]. Die hohe Expression der genannten NALPs in primären IEZ unterstreicht ihre immunologische Wichtigkeit.

Diese Resultate und die Annahme einer immunologischen Relevanz der NALPs im Gatrointestinaltrakt bestätigen Ergebnisse, die NALP3 im Gegensatz zu untersuchtem NALP1, was vorwiegend in T-Zellen, Langerhanszellen und drüsenartigem Epithelgewebe wie in Magen, Darm, Lunge, Nerven und Hoden entdeckt wurde, in Epithelien ohne Keratinozyten wie im Oropharynx, Oesophagus und im Urothel der Blase nachwiesen[47].

Diskussion

Anhand der gefundenen Verteilung von NALP3 im menschlichen Körper und der zytoplasmatischen Lokalisation dieses Proteins wird es als schnell reagierendes Glied in der Kette der angeborenen Immunität des menschlichen Körpers angesehen[47].

6.2 Stimulationsversuche

Die Inflammasomaktivierung erfolgt über die Erkennung von PAMPs durch sog. PRRs, die in diesem Fall die leucin rich repeats der NALP Proteine darstellen. Es konnten von Bakterien stammende Peptidoglykane (PGN) als Aktivatoren sowohl der NODs[41] als auch von NALP3[52] identifiziert werden. So kann Muramyl dipeptid (MDP) als Spaltprodukt von PGN das NALP3 Inflammasom aktivieren[45,52]. Weitere Aktivatoren des Inflammasoms stellen mechanischer Zellstress[54,55], ATP[56], und auch eine zytoplasmatische Erhöhung der Ca^{2+}-Konzentration[57] dar.
In Keratinozyten konnten NALP1, NALP3 und Inflammasomkomponenten nachgewiesen werden, die nach UVB Bestrahlung und damit verbundener Ca^{2+}-Konzentrationserhöhung zur IL-1β Prozessierung beitrugen[57]. Untersuchungen zeigten eine Beteiligung des NALP3-Inflammasoms als Teil der angeborenen Immunität der Haut bei der Aktivierung der IL-1β Prozessierung in Keratinozyten als Ursache eines Kontaktekzems. So konnte durch Exposition mit Trinitro-Chlorobenzen (TNCB), Dinitro-1-Fluorobenzen (DNFB), SDS und auch UVB eine signifikante Steigerung der IL-1β Ausschüttung in Keratinozyten nachgewiesen werden[87].
Auch die Entstehung von Gicht und Pseudogicht, bekannt als akute und chronische Entzündungsprozesse von Gelenken und umgebendem Gewebe, ist Untersuchungen zu Folge abhängig vom Vorhandensein des NALP3-Inflammasoms. So lösten Mono-Natrium-Ureat (MSU) und Calcium-Pyrophosphat-Dihydrat (CPPD) Kristalle in Makrophagen eine vermehrte IL-1β Sekretion aus, die in Maus Makrophagen, denen es an verschiedenen Inflammasom Komponenten, wie etwa Caspase-1, ASC und NALP3 mangelte, nicht beobachtet wurde. Verglichen mit den bekannten Inflammasom Aktivatoren wie LPS und ATP, zeigten MSU und CPPD eine sehr viel höhere Aktivierungstendenz[88].
Expressionsuntersuchungen von NALP3 am Synovialgewebe von Patienten mit Rheumatoider Arthritis ergaben darin ebenfalls erhöhte mRNA-Expressionswerte[89].
Für die im Rahmen dieser Arbeit durchgeführten Regulationsuntersuchungen der NALPs wurden MDP (als Ligand für NOD2/NALP3) und Pam3Cys (als TLR2-Ligand) verwendet.

Diskussion

6.2.1 Stimulation primärer intestinaler Epithelzellen

Das Ergebnis der Expressionsuntersuchungen an primären IEZ zeigte die Anwesenheit von NALP2, 3, 4, 6, 8, 9, 10, 11, 13, 14 und geringeren Mengen von NALP5. NALP12 wurde lediglich in zwei untersuchten Proben (Rektum-CA und Colon transversum-CA) festgestellt. Mit den Stimulationsversuchen verschiedener Konzentrationen von MDP, Pam3Cys und Kombinationen aus beiden Stimulantien sollte eine mögliche Regulation der mRNA-Expression der in den primären IEZ gefundenen NALPs untersucht werden. Die verwendeten primären IEZ stammten aus Darmresektaten von Patienten mit nicht entzündlichen Darmerkrankungen (Rektum-CA Patienten). Die Inkubationszeit der gewonnenen Zellen mit den verwendeten Stimulantien betrug jeweils 8 h. Ähnlich den Expressionsuntersuchungen, in denen NALP5 nur in sehr geringen Mengen und NALP12 lediglich in SW480- und T84-Zellen und zwei Proben primärer IEZ nachgewiesen werden konnten, wurde für diese beiden NALPs hier keine Expression detektiert. Für die übrigen untersuchten NALPs konnte durch Inkubation keine im Vergleich zur Kontrolle ohne Stimulation erhöhte Expression festgestellt werden. Im Gegenteil wurde bei NALP2, 3, 6, 8, 9, 10, 11, 13 und 14 eine statistisch signifikante Minderexpression mit unterschiedlichen Stimulantien und Konzentrationen gemessen.

Mit der Kombination von MDP und Pam3Cys konnte ebenfalls keine signifikante Expressionssteigerung gefunden werden. Dabei zeigte sich über alle NALPs hinweg mit den Konzentrationen von 100 µg/ml MDP + 100 ng/ml Pam3Cys eine höhere Expression als im Vergleich dazu mit der Kombination von 100 µg/ml MDP + 500 ng/ml Pam3Cys. Da MDP über die Aktivierung bzw. die Zusammenlagerung des Inflammasomkomplexes und die damit verbundene Caspase-1 Aktivierung zur Prozessierung von IL-1β beiträgt, Pam3Cys aber als Ligand des membranständigen TLR2 Rezeptors, der mit seinem zur Signaltransduktion intrazellulär gelegenen Anteil über die Aktivierung von NF-κB zur Freisetzung von pro-IL-1β führt, muss an Hand der vorliegenden Ergebnisse bei kombinierter Stimulation von einem hemmenden Effekt von Pam3Cys auf die NALP-Expression ausgegangen werden.

Bei Benutzung von Pam3Cys als alleiniges Inkubationsmittel konnte durch Konzentrationssteigerung von 100 ng/ml auf 500 ng/ml mit Ausnahme von NALP4, 9 und 14 die NALP-Expression gesteigert werden, was aber in keinem Fall einer Mehrexpression im Vergleich zur Kontrolle ohne Stimulans entsprach. Dieses Ergebnis lässt eine komplexe Verflechtung der beiden Entzündung fördernden Wege vermuten.

Die Stimulation der NALP3 mRNA-Expression in humanen Monozyten mit Hilfe von LPS wurde bereits nachgewiesen[90]. Weitere durchgeführte Regulationsversuche an makrophagenähnlichen Zellen, die von Monozyten gesunder Spender abstammten zeigten nach Inkubation der Zellen über

Diskussion

18 h mit entweder LPS (10 ng/ml) oder TNFα (50 ng/ml) im Vergleich zu einer Kontrollgruppe jeweils eine signifikante Erhöhung der NALP3-Expression. Der Verlauf der NALP3 mRNA-Konzentration betrachtet über eine 24 h andauernde Inkubation mit TNF-α (50 ng/ml) zeigte zwei Gipfel: der erste nach einem raschen Anstieg 1 h nach begonnener Inkubation, der zweite nach etwa 20 h[89]. In Annahme derselben zeitlichen Entwicklung des mRNA Kurvenverlaufs in primären IEZ und unter Stimulation mit MDP bzw. Pam3Cys, muss bei Variation der in dieser Arbeit verwendeten Inkubationsdauer mit einer veränderten Expression gerechnet werden.

6.2.2 Stimulation von HT29-Zellen

Die Expressionsuntersuchungen von NALP2 und NALP3 erfolgten an HT29-Zellen, einer adhärent wachsenden humanen Kolonkarzinomzelllinie, die J. Fogh 1964 erstmals isolieren konnte. Von diesen Zellen war bereits eine Mehrexpression von IL-8 nach Stimulation mit INFγ bekannt, die nicht auf eine mögliche Apoptose der Zellen zurückzuführen war und die in CaCo2-Zellen sowie in primären humanen Kolonepithelzellen nicht nachweisbar war[72].
Die Messungen an HT29-Zellen ergaben sowohl für NALP2 als auch für NALP3 eine durch 100 µg/ml MDP induzierte signifikante Erniedrigung der Expression. Diese für NALP2 beobachtete signifikante Minderexpression war auch bei primären IEZ nachgewiesen. Die Minderexpression dieser Inflammasombestandteile steht Ergebnissen gegenüber, die eine Erhöhung der IL-1β Prozessierung nach Inkubation von THP-1-Zellen, einem Zellmodell für Monozyten, mit MDP nachweisen konnten[52]. Diese Versuche fanden jedoch mit wesentlich niedrigerer Konzentration von MDP (10 µg/ml) als in denen der vorliegenden Arbeit (100 µg/ml) statt. Wie im Rahmen dieser Arbeit mit HT29-Zellen gezeigt wurde, ergeben sich für die Stimulation mit niedrigeren Konzentrationen von MDP (z.B. 10 µg/ml) und einer gleichzeitig durchgeführten Vorstimulation mit IFNγ durchaus signifikante Erhöhungen der NALP2-Expression. Bei einer Konzentration von 100 µg/ml MDP zeigte sich aber auch hier eine Minderexpression von NALP2.
Eine Studie an bronchialen Epithelzellen (BEAS-2B) untersuchte bereits die Freisetzung von proentzündlichem IL-8 nach erfolgter Aktivierung durch MDP. Auch diese konnte keine signifikante Steigerung der IL-8 Sekretion unter alleiniger Stimulation mit ansteigenden MDP Konzentrationen (1, 10 und 100 µg/ml) zeigen. Jedoch kam es in Kombination mit einer 12-stündigen Vorinkubation mit TNFα und IFNγ zu einem signifikanten Anstieg der IL-8 Freisetzung. Dieses Ergebnis zugrundelegend kann man davon ausgehen, dass der NOD2-Ligand MDP zu einer signifikanten Zunahme der IL-8 Freisetzung in bronchialen Epithelzellen nur unter entzündlicher Vorstimulation führt[73].

Diskussion

Bei einer Stimulation der HT29-Zellen mit 500 ng/ml Pam3Cys konnte für NALP2 und NALP3 jeweils eine geringe, nicht signifikante Mehrexpression gemessen werden. Dieses Ergebnis deckt sich mit an THP-1-Zellen durchgeführten Regulationsversuchen, in denen durch Inkubation mit 10 µg/ml Pam3Cys keine Produktion von IL-1β nachgewiesen werden konnte[52].
Durch die Kombination beider Stimulantien lag die mRNA-Expression von NALP2 und NALP3 jeweils zwischen den einzeln gemessenen Expressionswerten.

6.2.3 Stimulation von HT29-Zellen mit IFNγ Vorstimulation

Unter Verwendung von MDP bzw. Pam3Cys als Stimulationsmittel für HT29-Zellen mit einer Inkubationszeit von 24 h zeigten sich jeweils nur geringe Veränderungen der NALP2- und NALP3-Expression. Um präzisere Aussagen über die Regulation der Expression treffen zu können wurden die Zellen im weiteren Versuch einer 72 h dauernden Vorstimulation mit IFNγ unterzogen. Daran anschließend wurde über 72 h mit MDP bzw. Pam3Cys oder einer Kombination beider stimuliert. Für diese Vorstimulation wurde Interferon γ ausgewählt, da eine wesentliche Steigerung der in den Zellen der HT29 Zelllinie nachgewiesenen IL-8 Sekretion als Folge der Inkubation mit diesem Glykoprotein bekannt war[72].

Neben dieser für HT29-Zellen nachgewiesenen IL-8 Sekretionssteigerung konnte in unserem Labor eine deutliche Expressionssteigerung von IL-18 nach Inkubation von humanen Kolonkarzinomzelllinien und humanen IEZ mit IFNγ nachgewiesen werden. Im Umkehrschluss erfolgte durch die Inkubation von IEZ mit IL-18 folgerichtig der Nachweis einer Sekretion von IL-8, was eine zelluläre Antwort auf die IL-18 Stimulation bedeutete.

Weitere an bronchialen Epithelzellen (BEAS-2B) durchgeführte Untersuchungen zur Freisetzung von pro-entzündlichem IL-8 wiesen nur in Kombination mit einer über 12 h erfolgten Vorstimulation durch TNFα und IFNγ eine signifikante Steigerung der IL-8 Sekretion nach. Eine alleinige Inkubation der Zellen mit ansteigenden Konzentrationen von MDP (1, 10 und 100 µg/ml) zeigte jedoch keinerlei Erhöhung der Freisetzung. An Hand dieser Ergebnisse wurde vermutet, dass der NOD2-Ligand MDP nur unter entzündlicher Vorstimulation zu einer signifikanten Zunahme der IL-8 Freisetzung in bronchialen Epithelzellen führt[73].

Aus den Ergebnissen der Regulationsuntersuchungen in HT29-Zellen der vorliegenden Arbeit geht MDP als adäquater Stimulus der Expressionssteigerung von NALP2, 7, 11, 13 und 14 im entzündeten Zellmodell hervor. Eine signifikante Erniedrigung der Expression einzelner NALPs konnte nicht gemessen werden. Im Gegenteil zeigte sich nach erfolgter INFγ Vorstimulation und angeschlosse-

Diskussion

ner MDP Behandlung auch bei den übrigen untersuchten NALPs eine – wenn auch nicht als signifikant berechnete – Erhöhung der Expression.

Die eindruckvollste Expressionssteigerung konnte für NALP2 – die zentrale Komponente des NALP2 Inflammasoms – gemessen werden. Während NALP2 bei der niedrigsten eingesetzten MDP Konzentration von 10 ng/ml eine Minderexpression gegenüber der Kontrolle ohne Stimulation aufwies, ergab sich durch Steigerung der MDP Menge bis auf 10 µg/ml eine stetig steigende Erhöhung. Bei einer Konzentration von 100 µg/ml fiel der gemessene Wert unter den der Kontrollgruppe. Grund dieser Absenkung bei massiver Steigerung der MDP Konzentration könnte die sehr hohe MDP Menge sein, die eingesetzt wurde, und die die Signalübertragung in der Zelle bzw. die Zusammenlagerung der Komponenten des Inflammasoms behindert.

Die Untersuchung der Regulation der NALPs in HT29-Zellen mit Pam3Cys ergab für NALP3 und NALP6 jeweils eine signifikante Expressionsänderung. Dabei wurde für NALP3 eine Hochregulierung bei 10 ng/ml Pam3Cys, für NALP6 mit ebenfalls einer Pam3Cys Konzentration von 10 ng/ml eine statistisch signifikante Minderexpression festgestellt.

Die nach Inkubation mit Pam3Cys mit vorher erfolgter Vorstimulation durch IFNγ durchgeführten Expressionsuntersuchungen der übrigen NALPs ergaben keine Hinweise auf eine Regulation.

6.3 Expressionsuntersuchung von NALP2, 3 bei MC und UC Patienten

Bei Morbus Crohn und Colitis Ulcerosa Patienten scheint die angeborene Immunität des Darms gestört zu sein. So wird vermutet, dass das immunologische Gleichgewicht in der Darmschleimhaut zwischen pro-inflammatorischen und anti-inflammatorischen Zytokinen hin zur vermehrten Produktion von entzündungsfördernden Mediatoren in der Mukosa verschoben ist.

Einer dieser Mediatoren, von dem bei MC Patienten in intestinalen Epithelzellen und Lamina propria mononukleären Zellen (LPMZ) bereits eine signifikant höhere mRNA-Expression im Vergleich zu nicht entzündeten Kontrollen und zu UC nachgewiesen werden konnte, ist IL-18. Die Bestimmung der exprimierten mRNA-Menge ergab für IEZ eine höhere Expression im Vergleich zu LPMZ. Immunhistologisch wurde IL-18 in beiden – IEZ und LPMZ – entdeckt, wobei die Anfärbung bei MC im Vergleich zu UC und in entzündeten versus nicht entzündeten Abschnitten sehr viel intensiver war. Mittels Western Blot konnte die reife Form des IL-18 in signifikant höheren Mengen in IEZ aus intestinalen Läsionen von MC Patienten detektiert werden[62,76]. Eine signifikant höhere Freisetzung von IL-18 aus Kolonzellen entzündeter Areale von CED Patienten im Vergleich zu nicht entzündeten Gebieten und Kon-trollen wurde auch von einer anderen Gruppe erst kürzlich bestätigt[91]. Immunhistochemische Forschungsergebnisse zeigen, dass in der Lamina propria normaler Kolonmukosa und entzündeter Mukosa von UC Patienten IL-18 positive Zellen nur spärlich

Diskussion

nachzuweisen sind, während bei Morbus Crohn die entzündete Schleimhaut sehr viel mehr infiltriert ist[92]. Ebenfalls war es möglich eine vermehrte mRNA-Expression des Zytokins IL-33 bei Patienten mit Morbus Crohn zu identifizieren[77].

Zur Reifung inaktiver Vorstufen des zellulären IL-18 wie auch des IL-33 ist die Anwesenheit und Aktivität des IL-1β-converting enzyme (ICE oder Caspase-1) nötig. Diese Caspase-1 wird nachweislich nach Zusammenlagerung eines Proteinkompomplexes, der als NALP2/3-Inflammasom bekannt ist, aktiviert. Da bei Patienten mit MC und UC die Freisetzung von IL-18 gesteigert ist, sollten Komponenten dieses Inflammasoms ebenfalls erhöht exprimiert werden.

Die Ergebnisse der vorliegenden Arbeit zur NALP2 und NALP3 mRNA-Expression bei Patienten mit MC und UC bestätigen die beschriebenen Erkenntnisse.

Eine signifikante Mehrexpression von NALP2 konnte sowohl bei Morbus Crohn als auch bei Colitis ulcerosa Patienten im Vergleich zu nicht entzündeten IEZ nachgewiesen werden. Eine signifikante Erhöhung der Expression bei MC Patienten versus der Patienten mit UC, wie sie für IL-18 gefunden wurde, konnte für NALP2 nicht bestätigt werden. Die Expression von NALP3 war in beiden Patientengruppen signifikant erniedrigt.

7 Zusammenfassung

Das Inflammsom, ein Proteinverbund mit Vertretern der NALP Familie als zentrale Bestandteile, nimmt eine Schlüsselfunktion im Ablauf des Entzündungsprozesses wahr. NALP2 und NALP3 konnten als zentrale Bestandteile des gleichnamigen NALP2/3-Inflammasoms identifiziert werden. Die Funktion und Expression der übrigen bekannten Vertreter der NALP Familie ist Gegenstand intensiver Forschungen.

Ziel der vorliegenden Arbeit war es, die mRNA-Expression und Regulation verschiedener NALPs in ausgewählten Zelllinien, primären IEZ, sowie bei Patienten mit MC und UC zu untersuchen. Von den untersuchten NALP2 bis 14 wurde in HT29-Zellen die Expression von NALP3 bis 11, 13 und 14, in CaCo2-Zellen die von NALP2 bis 11, 13 und 14 mittels PCR nachgewiesen. Die quantitative PCR Untersuchung an HT29- und CaCo2-Zellen bestätigte dieses qualitative Ergebnis. Der fehlende qualitative Nachweis einer NALP2 mRNA-Expression in HT29-Zellen gelang mit der Taqman® PCR. Da diese Expression nur sehr gering ausfiel und NALP3 in höherer Menge exprimiert wurde, was mit Stimulationsuntersuchungen ebenfalls gezeigt wurde, ist davon auszugehen, dass NALP3 als Bestandteil des NALP3-Inflammasoms in HT29-Zellen eine entscheidendere Rolle als NALP2 im gleichnamigen Inflammasom und am Entzündungsprozess spielt. Im Vergleich dazu konnte in CaCo2-Zellen das gegenteilige Ergebnis nachgewiesen werden, was für eine besondere Aktivität des NALP2- und eine untergeordnete Rolle des NALP3-Inflammasoms in diesen Zellen spricht. Die Höhe der NALP-Expressionswerte in SW480- und T84-Zellen unterschieden sich nur gering, zeigten im Vergleich zu den anderen untersuchten Zellen die höchsten Expressionen. NALP12 – nachweislich in Makrophagen und eosinophilen Granulozyten exprimiert – konnte in der vorliegenden Arbeit nur in diesen beiden Zelllinien und in zwei der vier primären IEZ Proben nachgewiesen werden. Das als oozytenspezifische Protein entdeckte NALP5 konnte qualitativ und in sehr geringen Mengen auch quantitativ in allen untersuchten Zellen nachgewiesen werden. Das NALP Expressionsniveau der untersuchten primären IEZ entsprach im Durchschnitt dem der Tumorzelllinien. Dieser Teil der Arbeit belegt die mRNA-Expression der verschiedenen NALP Proteine in Zelllinien, aber auch in primären IEZ.

Ähnlich den Expressionsuntersuchungen wurde für NALP5 und NALP12 in den Regulationsversuchen mit ausgewählten primären IEZ keine Expression detektiert. Für die übrigen untersuchten NALPs konnte durch Inkubation keine im Vergleich zur Kontrolle ohne Stimulation erhöhte Ex-

Zusammenfassung

pression gemessen werden. Im Gegenteil wurde bei NALP2, 3, 6, 8, 9, 10, 11, 13 und 14 eine statistisch signifikante Minderexpression mit unterschiedlichen Konzentrationen von MDP und Pam3Cys festgestellt. Dies lässt zwei Vermutungen zu: zum einen, dass in nicht entzündeten Zellen MDP bzw. Pam3Cys nicht geeignete Stimulationsmittel sind, zum anderen, dass unter der Annahme einer zeitlichen Entwicklung der mRNA-Expression nach Stimulation durch eine Variation der Inkubationsdauer mit einer veränderten Expression zu rechnen ist.

Die Regulationsversuche von NALP2 und NALP3 wurden an HT29-Zellen fortgeführt. Sowohl die mRNA-Expression von NALP2 als auch die von NALP3 wurden durch 100 µg/ml MDP signifikant erniedrigt. Diese für NALP2 beobachtete signifikante Minderexpression war auch bei primären IEZ nachweisbar. Bei einer Stimulation der HT29-Zellen mit 500 ng/ml Pam3Cys konnte für NALP2 und NALP3 jeweils eine geringe, nicht signifikante Mehrexpression gemessen werden. Aus den Ergebnissen der Regulationsuntersuchungen der vorliegenden Arbeit an HT29-Zellen im Entzündungsmodell mit INFγ Vorstimulation geht MDP als adäquater Stimulus der zu einer signifikanten Expressionssteigerung von NALP2, 7, 11, 13 und 14 führt hervor. Eine signifikante Erniedrigung der Expression einzelner NALPs konnte nicht gemessen werden. Die eindruckvollste Expressionssteigerung konnte für NALP2 – die zentrale Komponente des NALP2 Inflammasoms – gemessen werden. Ihre Stimulierbarkeit durch MDP weist eine Beteiligung am komplexen immunologischen Geschehen des Körpers und besonders des Darms nach. Inwieweit andere NALPs Inflammasome bilden ist nicht bekannt.

Die mRNA-Expressionsuntersuchungen von NALP2 bei Morbus Crohn und Colitis ulcerosa zeigten im Vergleich zu nicht entzündeten Darmresektaten ein signifikant höheres Expressionsniveau. Dabei lagen die Expressionswerte von NALP2 bei MC Patienten deutlich höher als die der UC Patienten. Die Expression von NALP3 mRNA zeigte in beiden Patientengruppen signifikant niedrigere Werte im Vergleich zu nicht entzündeten primären IEZ. Die Untersuchung weist eine Beteiligung des NALP2/3 Inflammasoms bei CED nach, zeigt aber keinen statistisch signifikanten Unterschied zwischen ihren Hauptvertretern. Die signifikant höhere Expression von NALP2 in primären IEZ von Patienten mit CED wie MC und UC bekräftigt die Ergebnisse, die eine vermehrte IL-18 Sekretion bei solchen Patienten nachgewiesen haben, und bestätigt die Vermutung, dass ein Ungleichgewicht zwischen pro- und anti-inflammatorischen Zytokinen der Darmschleimhaut ursächlich für die Entstehung CED ist.

8 Literaturverzeichnis

1. Celsus AC. Celsus de Medicina. Buch III, Kapitel X

2. Sher ME, D'Angelo AJ, Stein TA, Bailey B, Burns G, Wise L. Cytokines in Crohn's colitis. *Am J Surg*, 169:133-136, 1995

3. Rogler G, Andus T. Cytokines in inflammatory bowel disease. *World J Surg*, 22:382-389, 1998

4. Nielsen OH, Koppen T, Rudiger N, Horn T, Eriksen J, Kirman I. Involvement of interleukin-4 and -10 in inflammatory bowel disease. *Dig Dis Sci*, 41:1786-1793, 1994

5. Nikolaus S, Bauditz J, Gionchetti P, Witt C, Lochs H, Schreiber S. Increased secretion of proinflammatory cytokines by circulating polymorphonuclear neutrophils and regulation by interleukin 10 during intestinal inflammation. *Gut*, 42:470-476, 1998

6. Renz-Polster H, Krautzig S, Braun J. Basislehrbuch Innere Medizin. Urban & Fischer, München - Jena, 2004[3]

7. Schreiber S. Pathophysiologie. in: Colitis ulcerosa - Morbus Crohn. hg. von Stange E. UNI-MED, Bremen, S. 14-31, 1999[1]

8. Jung HC, Eckmann L, Yang SK, Panja A, Fierer J, Morzycka-Wroblewska E, Kagnoff MF. A distinct array of proinflammatory cytokines is expressed in human colon epithelial cells in response to bacterial invasion. *J Clin Invest*, 95:55-65, 1995

9. Lippert H. Lehrbuch Anatomie. Urban & Fischer, München - Jena, 2000[5]

10. Welsch U. Lehrbuch Histologie. Urban & Fischer, München - Jena, 2003[1]

11. Sturm A, Wiedenmann B. Chronisch-entzündliche Darmerkrankungen. in: Innere Medizin. hg. von Lehnert H, Werdan K. Georg Thieme, Stuttgart - New York, S. 193-205, 2006[4]

12. Myren J. Inflammatory bowel disease - a historical perspective. in: Inflammatory Bowel Disease. hg. von de Dombal FT, Myren J, Bouchier I, Watkinson G, Softley A. Oxford University Press, New York, S. 17-41, 1993[2]

13. Gaiso ML. Inflammatory Bowel Disease - A Guide to Medscape Gastroenterology's Key Resources. in: http://medgenmed.medscape.com/viewarticle/483525_print

14. Greten H. Innere Medizin. Georg Thieme, Stuttgart - New York, 2002[11]

15. Herold G. Innere Medizin. 2005

16. Tysk C, Lindberg E, Jarnerot G, Floderus-Myrhed B. Ulcerative colitis and Crohn's disease in an unselected population of monozygotic and dizygotic twins. A study of heritability and the influence of smoking. *Gut*, 29:990-996, 1988

17. Orholm M, Munkholm P, Langholz E, Nielsen OH, Sorensen TI, Binder V. Familial occurrence of inflammatory bowel disease. *N Engl J Med*, 324:84-88, 1991

18. Thompson NP, Driscoll R, Pounder RE, Wakefield AJ. Genetics versus environment in inflammatory bowel disease: results of a British twin study. *BMJ*, 312:95-96, 1996

19. Regueiro M, Kip KE, Cheung O, Hegazi RA, Plevy S. Cigarette smoking and age at diagnosis of inflammatory bowel disease. *Inflamm Bowel Dis*, 11:42-47, 2005

20. Karlinger K, Gyorke T, Mako E, Mester A, Tarjan Z. The epidemiology and the pathogenesis of inflammatory bowel disease. *Eur J Radiol*, 35:154-167, 2000

21. Corrao G, Tragnone A, Caprilli R, Trallori G, Papi C, Andreoli A, Di Paolo M, Riegler G, Rigo GP, Ferrau O, Mansi C, Ingrosso M, Valpiani D. Risk of inflammatory bowel disease attributable to smoking, oral contraception and breastfeeding in Italy: a nationwide case-control study. Cooperative Investigators of the Italian Group for the Study of the Colon and the Rectum (GISC). *Int J Epidemiol*, 27:397-404, 1998

22. Lashner BA, Kane SV, Hanauer SB. Lack of association between oral contraceptive use and Crohn's disease: a community-based matched case-control study. *Gastroenterology*, 97:1442-1447, 1989

23. Bonen DK, Cho JH. The genetics of inflammatory bowel disease. *Gastroenterology*, 124:521-536, 2003

24. Hugot JP, Laurent-Puig P, Gower-Rousseau C, Olson JM, Lee JC, Beaugerie L, Naom I, Dupas JL, Van Gossum A, Orholm M, Bonaiti-Pellie C, Weissenbach J, Mathew CG, Lennard-Jones JE, Cortot A, Colombel JF, Thomas G. Mapping of a susceptibility locus for Crohn's disease on chromosome 16. *Nature*, 379:821-823, 1996

25. Curran ME, Lau KF, Hampe J, Schreiber S, Bridger S, MacPherson AJ, Cardon LR, Sakul H, Harris TJ, Stokkers P, van Deventer SJ, Mirza M, Raedler A, Kruis W, Meckler U, Theuer D, Herrmann T, Gionchetti P, Lee J, Mathew C, Lennard-Jones J. Genetic analysis of inflammatory bowel disease in a large European cohort supports linkage to chromosomes 12 and 16. *Gastroenterology*, 115:1066-1071, 1998

26. Annese V, Latiano A, Bovio P, Forabosco P, Piepoli A, Lombardi G, Andreoli A, Astegiano M, Gionchetti P, Riegler G, Sturniolo GC, Clementi M, Rappaport E, Fortina P, Devoto M, Gasparini P, Andriulli A. Genetic analysis in Italian families with inflammatory bowel disease supports linkage to the IBD1 locus - A GISC study. *Eur J Hum Genet*, 7:567-573, 1999

27. Satsangi J, Parkes M, Louis E, Hashimoto L, Kato N, Welsh K, Terwilliger JD, Lathrop GM, Bell JI, Jewell DP. Two stage genome-wide search in inflammatory bowel disease provides evidence for susceptibility loci on chromosomes 3, 7 and 12. *Nat Genet*, 14:199-202, 1996

28. Yang H, Plevy SE, Taylor K, Tyan D, Fischel-Ghodsian N, McElree C, Targan SR, Rotter JI. Linkage of Crohn's disease to the major histocompatibility complex region is detected by multiple non-parametric analyses. *Gut*, 44:519-526, 1999

29. Rioux JD, Daly MJ, Silverberg MS, Lindblad K, Steinhart H, Cohen Z, Delmonte T, Kocher K, Miller K, Guschwan S, Kulbokas EJ, O'Leary S, Winchester E, Dewar K, Green T, Stone V, Chow C, Cohen A, Langelier D, Lapointe G, Gaudet D, Faith J, Branco N, Bull SB, McLeod RS, Griffiths AM, Bitton A, Greenberg GR, Lander ES, Siminovitch KA, Hudson TJ. Genetic variation in the 5q31 cytokine gene cluster confers susceptibility to Crohn disease. *Nat Genet*, 29:223-228, 2001

30. Duerr RH, Barmada MM, Zhang L, Pfutzer R, Weeks DE. High-density genome scan in Crohn disease shows confirmed linkage to chromosome 14q11-12. *Am J Hum Genet*, 66:1857-1862, 2000

31. Ma Y, Ohmen JD, Li Z, Bentley LG, McElree C, Pressman S, Targan SR, Fischel-Ghodsian N, Rotter JI, Yang H. A genome-wide search identifies potential new susceptibility loci for Crohn's disease. *Inflamm Bowel Dis*, 5:271-278, 1999

32. Rioux JD, Silverberg MS, Daly MJ, Steinhart AH, McLeod RS, Griffiths AM, Green T, Brettin TS, Stone V, Bull SB, Bitton A, Williams CN, Greenberg GR, Cohen Z, Lander ES, Hudson TJ, Siminovitch KA. Genomewide search in Canadian families with inflammatory bowel disease reveals two novel susceptibility loci. *Am J Hum Genet*, 66:1863-1870, 2000

33. Cho JH, Nicolae DL, Gold LH, Fields CT, LaBuda MC, Rohal PM, Pickles MR, Qin L, Fu Y, Mann JS, Kirschner BS, Jabs EW, Weber J, Hanauer SB, Bayless TM, Brant SR. Identification of novel susceptibility loci for inflammatory bowel disease on chromosomes 1p, 3q, and 4q: evidence for epistasis between 1p and IBD1. *Proc Natl Acad Sci USA*, 95:7502-7507, 1998

34. Hampe J, Frenzel H, Mirza MM, Croucher PJ, Cuthbert A, Mascheretti S, Huse K, Platzer M, Bridger S, Meyer B, Nurnberg P, Stokkers P, Krawczak M, Mathew CG, Curran M, Schreiber S. Evidence for a NOD2-independent susceptibility locus for inflammatory bowel disease on chromosome 16p. *Proc Natl Acad Sci USA*, 99:321-326, 2002

35. Hampe J, Schreiber S, Shaw SH, Lau KF, Bridger S, MacPherson AJ, Cardon LR, Sakul H, Harris TJ, Buckler A, Hall J, Stokkers P, van Deventer SJ, Nurnberg P, Mirza MM, Lee JC, Lennard-Jones JE, Mathew CG, Curran ME. A genomewide analysis provides evidence for novel linkages in inflammatory bowel disease in a large European cohort. *Am J Hum Genet*, 64:808-816, 1999

36. Schreiber S. Genetik der CED. in: Chronisch entzündliche Darmerkrankungen, Das CED-Handbuch für Klinik und Praxis. S. 22-27, 2004

37. Ogura Y, Bonen DK, Inohara N, Nicolae DL, Chen FF, Ramos R, Britton H, Moran T, Karaliuskas R, Duerr RH, Achkar JP, Brant SR, Bayless TM, Kirschner BS, Hanauer SB, Nunez G, Cho JH. A frameshift mutation in NOD2 associated with susceptibility to Crohn's disease. *Nature*, 411:603-606, 2001

38. Hugot JP, Chamaillard M, Zouali H, Lesage S, Cezard JP, Belaiche J, Almer S, Tysk C, O'Morain CA, Gassull M, Binder V, Finkel Y, Cortot A, Modigliani R, Laurent-Puig P, Gower-Rousseau C, Macry J, Colombel JF, Sahbatou M, Thomas G. Association of NOD2 leucine-rich repeat variants with susceptibility to Crohn's disease. *Nature*, 411:599-603, 2001

39. Ogura Y, Inohara N, Benito A, Chen FF, Yamaoka S, Nunez G. Nod2, a Nod1/Apaf-1 family member that is restricted to monocytes and activates NF-kappaB. *J Biol Chem*, 276:4812-4818, 2001

40. Inohara N, Chamaillard M, McDonald C, Nunez G. NOD-LRR PROTEINS: Role in Host-Microbial Interactions and Inflammatory Disease. *Annu Rev Biochem*, 74:355-383, 2005

41. Girardin SE, Boneca IG, Viala J, Chamaillard M, Labigne A, Thomas G, Philpott DJ, Sansonetti PJ. Nod2 is a general sensor of peptidoglycan through muramyl dipeptide (MDP) detection. *J Biol Chem*, 278:8869-8872, 2003

42. Inohara N, Ogura Y, Fontalba A, Gutierrez O, Pons F, Crespo J, Fukase K, Inamura S, Kusumoto S, Hashimoto M, Foster SJ, Moran AP, Fernandez-Luna JL, Nunez G. Host recognition of bacterial muramyl dipeptide mediated through NOD2. Implications for Crohn's disease. *J Biol Chem*, 278:5509-5512, 2003

43. Hampe J, Cuthbert A, Croucher PJ, Mirza MM, Mascheretti S, Fisher S, Frenzel H, King K, Hasselmeyer A, MacPherson AJ, Bridger S, van Deventer S, Forbes A, Nikolaus S, Lennard-Jones JE, Foelsch UR, Krawczak M, Lewis C, Schreiber S, Mathew CG. Association between insertion mutation in NOD2 gene and Crohn's disease in German and British populations. *Lancet*, 357:1925-1928, 2001

Literaturverzeichnis

44. Schmitz J, Owyang A, Oldham E, Song Y, Murphy E, McClanahan TK, Zurawski G, Moshrefi M, Qin J, Li X, Gorman DM, Bazan JF, Kastelein RA. IL-33, an interleukin-1-like cytokine that signals via the IL-1 receptor-related protein ST2 and induces T helper type 2-associated cytokines. *Immunity*, 23:479-490, 2005

45. Petrilli V, Papin S, Tschopp J. The inflammasome. *Curr Biol*, 15:R581-2005

46. Tschopp J, Martinon F, Burns K. Nalps: a novel protein family involved in inflammation. *Nat Rev Mol Cell Biol*, 4:95-104, 2003

47. Kummer JA, Broekhuizen R, Everett H, Agostini L, Kuijk L, Martinon F, van Bruggen R, Tschopp J. Inflammasome Components NALP 1 and 3 Show Distinct but Separate Expression Profiles in Human Tissues, Suggesting a Site-specific Role in the Inflammatory Response. *J Histochem Cytochem*, 2006

48. Gutierrez O, Pipaon C, Inohara N, Fontalba A, Ogura Y, Prosper F, Nunez G, Fernandez-Luna JL. Induction of Nod2 in myelomonocytic and intestinal epithelial cells via nuclear factor-kappa B activation. *J Biol Chem*, 277:41701-41705, 2002

49. Berrebi D, Maudinas R, Hugot JP, Chamaillard M, Chareyre F, de Lagausie P, Yang C, Desreumaux P, Giovannini M, Cezard JP, Zouali H, Emilie D, Peuchmaur M. Card15 gene overexpression in mononuclear and epithelial cells of the inflamed Crohn's disease colon. *Gut*, 52:840-846, 2003

50. Takagi A, Nishiyama C, Kanada S, Niwa Y, Fukuyama K, Ikeda S, Okumura K, Ogawa H. Prolonged MHC class II expression and CIITA transcription in human keratinocytes. *Biochem Biophys.Res Commun.*, 347:388-393, 2006

51. Martinon F, Tschopp J. NLRs join TLRs as innate sensors of pathogens. *Trends Immunol*, 26:447-454, 2005

52. Martinon F, Agostini L, Meylan E, Tschopp J. Identification of bacterial muramyl dipeptide as activator of the NALP3/cryopyrin inflammasome. *Curr Biol*, 14:1929-1934, 2004

53. Eckmann L, Kagnoff MF, Fierer J. Epithelial cells secrete the chemokine interleukin-8 in response to bacterial entry. *Infect Immun*, 61:4569-4574, 1993

54. Martinon F, Burns K, Tschopp J. The inflammasome: a molecular platform triggering activation of inflammatory caspases and processing of proIL-beta. *Mol Cell*, 10:417-426, 2002

55. Matzinger P. The danger model: a renewed sense of self. *Science*, 296:301-305, 2002

56. Mariathasan S, Newton K, Monack DM, Vucic D, French DM, Lee WP, Roose-Girma M, Erickson S, Dixit VM. Differential activation of the inflammasome by caspase-1 adaptors ASC and Ipaf. *Nature*, 430:213-218, 2004

57. Feldmeyer L, Keller M, Niklaus G, Hohl D, Werner S, Beer HD. The inflammasome mediates UVB-induced activation and secretion of interleukin-1beta by keratinocytes. *Curr Biol*, 17:1140-1145, 2007

58. Chu ZL, Pio F, Xie Z, Welsh K, Krajewska M, Krajewski S, Godzik A, Reed JC. A novel enhancer of the Apaf1 apoptosome involved in cytochrome c-dependent caspase activation and apoptosis. *J Biol Chem*, 276:9239-9245, 2001

59. Hlaing T, Guo RF, Dilley KA, Loussia JM, Morrish TA, Shi MM, Vincenz C, Ward PA. Molecular cloning and characterization of DEFCAP-L and -S, two isoforms of a novel member of the mammalian Ced-4 family of apoptosis proteins. *J Biol Chem*, 276:9230-9238, 2001

60. Nathan CF, Murray HW, Wiebe ME, Rubin BY. Identification of interferon-gamma as the lymphokine that activates human macrophage oxidative metabolism and antimicrobial activity. *J Exp Med*, 158:670-689, 1983

61. Madara JL, Stafford J. Interferon-gamma directly affects barrier function of cultured intestinal epithelial monolayers. *J Clin Invest*, 83:724-727, 1989

62. Pizarro TT, Michie MH, Bentz M, Woraratanadharm J, Smith MF, Jr., Foley E, Moskaluk CA, Bickston SJ, Cominelli F. IL-18, a novel immunoregulatory cytokine, is up-regulated in Crohn's disease: expression and localization in intestinal mucosal cells. *J Immunol*, 162:6829-6835, 1999

63. Fogh J, Trempe G. Human Tumor Cells In Vitro. Plenum Press, New York, 1975

64. LGC Promochem: Cell Biology Collection. in: http://www.lgcstandards-atcc.org/

65. Hidalgo IJ, Raub TJ, Borchardt RT. Characterization of the human colon carcinoma cell line (Caco-2) as a model system for intestinal epithelial permeability. *Gastroenterology*, 96:736-749, 1989

66. Delie F, Rubas W. A human colonic cell line sharing similarities with enterocytes as a model to examine oral absorption: advantages and limitations of the Caco-2 model. *Crit Rev Ther Drug Carrier Syst*, 14:221-286, 1997

67. Leibovitz A, Stinson JC, McCombs WB, III, McCoy CE, Mazur KC, Mabry ND. Classification of human colorectal adenocarcinoma cell lines. *Cancer Res*, 36:4562-4569, 1976

68. Pfaffl MW. Real-time RT-PCR: Neue Ansätze zur exakten mRNA Quantifizierung. *BIOspektrum (Heidelb.)*,2004

69. Jumarie C, Malo C. Caco-2 cells cultured in serum-free medium as a model for the study of enterocytic differentiation in vitro. *J Cell Physiol*, 149:24-33, 1991

70. Dharmsathaphorn K, McRoberts JA, Mandel KG, Tisdale LD, Masui H. A human colonic tumor cell line that maintains vectorial electrolyte transport. *Am J Physiol*, 246:G204-G208, 1984

71. Eckmann L, Jung HC, Schurer-Maly C, Panja A, Morzycka-Wroblewska E, Kagnoff MF. Differential cytokine expression by human intestinal epithelial cell lines: regulated expression of interleukin 8. *Gastroenterology*, 105:1689-1697, 1993

72. Schlottmann K, Wachs FP, Grossmann J, Vogl D, Maendel M, Falk W, Schölmerich J, Andus T, Rogler G. Interferon gamma downregulates IL-8 production in primary human colonic epithelial cells without induction of apoptosis. *Int J Colorectal Dis*, 19:421-429, 2004

73. Farkas L, Heitzer S, Stoelcker B, Jentsch N, Pfeifer M, Schulz C. Verstärkte Interleukin-8 (IL-8) Freisetzung aus bronchialen Epithelzellen nach Stimulation mit dem NOD2-Liganden Muramyldipeptid (MDP). *Pneumonologie*, 60: 37-38, 2006. in: http://www.thieme.de/fz/pneumologie/47.kongress.pdf

74. Dries DJ, Perry JF, Jr. Interferon-gamma: titration of inflammation. *Crit Care Med*, 30:1663-1664, 2002

75. Sugi K, Musch MW, Field M, Chang EB. Inhibition of Na+,K+-ATPase by interferon gamma downregulates intestinal epithelial transport and barrier function. *Gastroenterology*, 120:1393-1403, 2001

76. Monteleone G, Trapasso F, Parrello T, Biancone L, Stella A, Iuliano R, Luzza F, Fusco A, Pallone F. Bioactive IL-18 expression is up-regulated in Crohn's disease. *J Immunol*, 163:143-147, 1999

77. Carriere V, Roussel L, Ortega N, Lacorre DA, Americh L, Aguilar L, Bouche G, Girard JP. IL-33, the IL-1-like cytokine ligand for ST2 receptor, is a chromatin-associated nuclear factor in vivo. *Proc Natl Acad Sci USA*, 104:282-287, 2007

78. Grenier JM, Wang L, Manji GA, Huang WJ, Al Garawi A, Kelly R, Carlson A, Merriam S, Lora JM, Briskin M, DiStefano PS, Bertin J. Functional screening of five PYPAF family members identifies PYPAF5 as a novel regulator of NF-kappaB and caspase-1. *FEBS Lett*, 530:73-78, 2002

79. Manji GA, Wang L, Geddes BJ, Brown M, Merriam S, Al Garawi A, Mak S, Lora JM, Briskin M, Jurman M, Cao J, DiStefano PS, Bertin J. PYPAF1, a PYRIN-containing Apaf1-like protein that assembles with ASC and regulates activation of NF-kappa B. *J Biol Chem*, 277:11570-11575, 2002

80. Fiorentino L, Stehlik C, Oliveira V, Ariza ME, Godzik A, Reed JC. A novel PAAD-containing protein that modulates NF-kappa B induction by cytokines tumor necrosis factor-alpha and interleukin-1beta. *J Biol Chem*, 277:35333-35340, 2002

81. Tong ZB, Bondy CA, Zhou J, Nelson LM. A human homologue of mouse Mater, a maternal effect gene essential for early embryonic development. *Hum Reprod*, 17:903-911, 2002

82. Tong ZB, Nelson LM. A mouse gene encoding an oocyte antigen associated with autoimmune premature ovarian failure. *Endocrinology*, 140:3720-3726, 1999

83. Wang L, Manji GA, Grenier JM, Al Garawi A, Merriam S, Lora JM, Geddes BJ, Briskin M, DiStefano PS, Bertin J. PYPAF7, a novel PYRIN-containing Apaf1-like protein that regulates activation of NF-kappa B and caspase-1-dependent cytokine processing. *J Biol Chem*, 277:29874-29880, 2002

84. Pennetier S, Uzbekova S, Perreau C, Papillier P, Mermillod P, Dalbies-Tran R. Spatio-temporal expression of the germ cell marker genes MATER, ZAR1, GDF9, BMP15,andVASA in adult bovine tissues, oocytes, and preimplantation embryos. *Biol Reprod*, 71:1359-1366, 2004

85. Tong ZB, Gold L, Pfeifer KE, Dorward H, Lee E, Bondy CA, Dean J, Nelson LM. Mater, a maternal effect gene required for early embryonic development in mice. *Nat Genet*, 26:267-268, 2000

86. Alimohammadi M, Bjorklund P, Hallgren A, Pontynen N, Szinnai G, Shikama N, Keller MP, Ekwall O, Kinkel SA, Husebye ES, Gustafsson J, Rorsman F, Peltonen L, Betterle C, Perheentupa J, Akerstrom G, Westin G, Scott HS, Hollander GA, Kampe O. Autoimmune polyendocrine syndrome type 1 and NALP5, a parathyroid autoantigen. *N Engl J Med*, 358:1018-1028, 2008

87. Watanabe H, Gaide O, Petrilli V, Martinon F, Contassot E, Roques S, Kummer JA, Tschopp J, French LE. Activation of the IL-1beta-processing inflammasome is involved in contact hypersensitivity. *J Invest Dermatol*, 127:1956-1963, 2007

88. Martinon F, Petrilli V, Mayor A, Tardivel A, Tschopp J. Gout-associated uric acid crystals activate the NALP3 inflammasome. *Nature*, 440:237-241, 2006

89. Rosengren S, Hoffman HM, Bugbee W, Boyle DL. Expression and regulation of cryopyrin and related proteins in rheumatoid arthritis synovium. *Ann Rheum Dis*, 64:708-714, 2005

90. O'connor W, Jr., Harton JA, Zhu X, Linhoff MW, Ting JPY. Cutting Edge: CIAS1/Cryopyrin/PYPAF1/NALP3/ CATERPILLER 1.1 Is an Inducible Inflammatory Mediator with NF-{kappa}B Suppressive Properties. *J Immunol*, 171:6329-6333, 2003

91. Ludwiczek O, Kaser A, Novick D, Dinarello CA, Rubinstein M, Tilg H. Elevated systemic levels of free interleukin-18 (IL-18) in patients with Crohn's disease. *Eur Cytokine Netw*, 16:27-33, 2005

92. Kanai T, Watanabe M, Okazawa A, Sato T, Hibi T. Interleukin-18 and Crohn's disease. *Digestion*, 63 Suppl 1:37-42, 2001

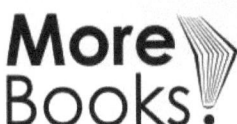
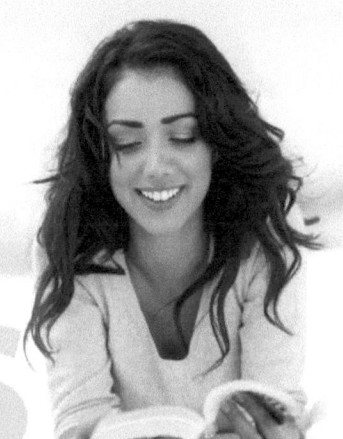

I want morebooks!

Buy your books fast and straightforward online - at one of world's fastest growing online book stores! Environmentally sound due to Print-on-Demand technologies.

Buy your books online at
www.morebooks.shop

Kaufen Sie Ihre Bücher schnell und unkompliziert online – auf einer der am schnellsten wachsenden Buchhandelsplattformen weltweit! Dank Print-On-Demand umwelt- und ressourcenschonend produziert.

Bücher schneller online kaufen
www.morebooks.shop

KS OmniScriptum Publishing
Brivibas gatve 197
LV-1039 Riga, Latvia
Telefax:+371 686 204 55

info@omniscriptum.com
www.omniscriptum.com

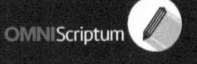

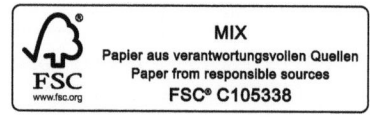

Printed by Books on Demand GmbH, Norderstedt / Germany